儿童眼病临床诊疗手册

主　编　余　涛　阴正勤
副主编　杨　红　秦　伟

科学出版社
北京

内 容 简 介

本书由第三军医大学西南眼科医院的小儿眼科专家组织编写。全书共十二章，采用大量图片和精练文字简明扼要地介绍了临床上常见儿童眼病的诊治流程。

本书内容科学、严谨，实用性、指导性强，可供各级医院眼科医师，特别是小儿眼科专业医师及儿童眼保健医师阅读参考。

图书在版编目(CIP)数据

儿童眼病临床诊疗手册/余涛,阴正勤主编.—北京：科学出版社,2017.3

ISBN 978-7-03-052446-1

Ⅰ.儿… Ⅱ.①余… ②阴… Ⅲ.小儿疾病－眼病－诊疗－手册 Ⅳ.R779.7-62

中国版本图书馆 CIP 数据核字(2017)第 055688 号

责任编辑：梁紫岩 杨卫华 / 责任校对：张小霞
责任印制：赵 博 / 封面设计：龙 岩

斜 学 出 版 社 出版
北京东黄城根北街 16 号
邮政编码：100717
http://www.sciencep.com

北京汇瑞嘉合文化发展有限公司 印刷
科学出版社发行 各地新华书店经销

*

2017 年 3 月第 一 版 开本：787×960 1/32
2018 年 1 月第二次印刷 印张：7 1/2
字数：166 000
定价：56.00 元
(如有印装质量问题,我社负责调换)

编者名单

主　编　余　涛　阴正勤

副主编　杨　红　秦　伟

编　者　（以姓氏笔画为序）

　　　　舟　黎　刘　波　齐冬梅

　　　　阴正勤　杨　红　李世迎

　　　　余　涛　张敏芳　陈　军

　　　　陈红雨　孟晓红　秦　伟

　　　　谢汉平

前　言

　　在我国眼科领域，小儿眼科学是近年来逐渐兴起、蓬勃发展的亚专业。由于我国儿童眼病患者的数量在全球位居首位，因此需要尽快建立小儿眼科医生培养的平台，加强相应的医生培训，建立训练有素、水平较高的小儿眼科医师专业队伍，进一步提高我国小儿眼科专业的临床诊治水平。然而，在高等教育和专业出版物方面，缺少针对性的专著和相应内容。为此，我们总结长期以来的临床实践经验，编撰了本诊疗手册。

　　20余年来，第三军医大学西南眼科医院小儿眼科学组在阴正勤院长的带领下，不断发展创新，开展了多项临床新技术，配备了系统、领先的临床设备。能够诊治斜视、弱视、先天性白内障、先天性青光眼、先天性上睑下垂、儿童眼外伤及儿童视网膜病变等疾病。我院儿童眼病及斜视患者的年门诊量近7000例，手术量1200余台。因此，我们积累了一定的临床经验，也举办了多期国家级和地区级儿童眼病诊疗新技术学习班。现在我们有责任和义务总结临床经验，为提高我国小儿眼科专业的临床诊治水平做出贡献。

　　眼科学是基于形态学的学科，医生对疾病的认识首先是通过观察眼部的各种体征开始的。因此，学习小儿眼病的典型图片有助于快速培训小儿眼科医生。本书提供了我国婴幼儿最常见眼病的各方面表现，收集了 566 幅图片（其中 446 幅是彩图），这些照片从各个层面反映了多种儿童眼病的直观表象。在文字方面，我们进行了"定义、诊断要点、鉴别诊断、治疗原则"的简略阐述。本诊疗手册可作为所有眼科医师，特别是小儿眼科专科医师、儿童眼保健医师、验光师、儿科医护人员、急诊科及与婴幼儿密切接触者的参考读物。

由于时间仓促，书中难免有不妥之处，欢迎读者指正，以便我们进一步完善。本书的出版得到了第三军医大学西南医院/西南眼科医院及同仁们的大力支持，在此深表感谢。

余　涛

第三军医大学西南医院/西南眼科医院副主任

2016 年 12 月

目　录

第一章 儿童眼部检查的方法

第1节 儿童眼部检查的基本手段

【儿童眼部检查的特点】

1. 常不能配合。
2. 能配合时间短。
3. 检查耗时长。
4. 准确性较差。

【儿童眼部检查的基本手段】

1. 新生儿检查 床旁或母亲怀抱、可使用奶头或安慰奶嘴置于口中使其处于安静状态。

2. 婴幼儿检查

(1)配合者可直接检查(图 1-1-1):采用调节椅、站立或跪于凳子上检查。

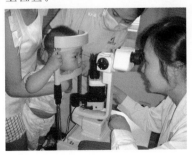

图 1-1-1 配合的幼儿可在家长和护士的帮助下进行裂隙灯检查

（2）不配合者可采用一些特殊方式检查:用被单包裹双手、双脚,固定头部,用拉钩拉开眼睑强行检查(图 1-1-2);口服或纳肛水合氯醛(1ml/kg),在镇静状态下行无创检查(图 1-1-3);全身麻醉下进行有创或复杂的眼部检查(图 1-1-4)。

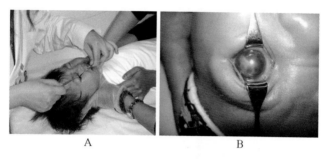

图 1-1-2　强行检查
A. 用被单裹住四肢,固定头部;B. 用拉钩拉开上下眼睑

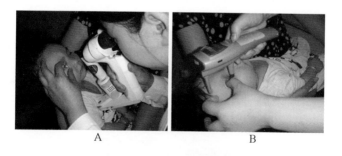

图 1-1-3　镇静状态下检查
A. 行手持裂隙灯检查;B. 行手持眼压计检查

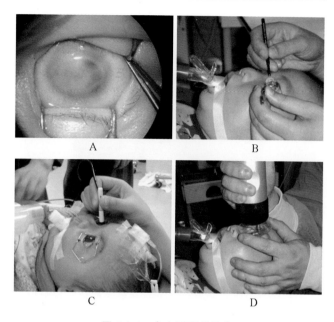

图 1-1-4 全麻下眼部检查

A. 眼前节照相；B. 前房角镜检查；C. 眼轴（A 超）检查；D. UBM 检查

第 2 节 视功能检查

一、视力检查

1. 婴幼儿视力检查 主要用于 3 岁以下的婴幼儿和一些发育迟缓的大龄儿童。

（1）检查双眼固视、追随注视目标或光的能力（图 1-2-1）。

（2）分别遮盖单眼的视觉对比试验。

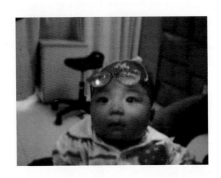

图 1-2-1 婴幼儿追光检查

(3)取物试验。

(4)常用客观检查方法:视动性眼震(图 1-2-2)、选择性观看法(图 1-2-3)。

2. 3 岁以上能进行语言表达和配合的幼儿 图形视力表检查(图 1-2-4)。

3. 5 岁以上儿童 可采用国际视力表检查(图 1-2-5)。

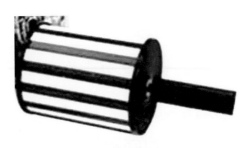

图 1-2-2 视动性眼震鼓

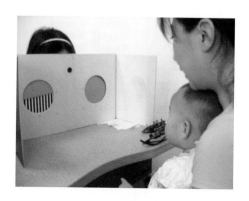

图 1-2-3 选择性观看法

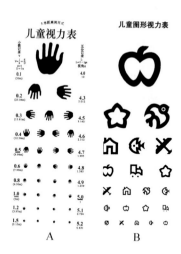

图 1-2-4 儿童图形视力表

A. 手掌图形；B. 各种简单图形

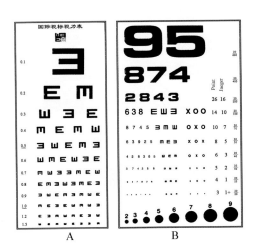

图 1-2-5　常规视力表

A. E 字视力表；B. 数字视力表

二、其他视功能检查

1. 双眼视功能的检查

（1）在单眼前放置 15△基底向外的三棱镜，观察眼球是否存在运动，若有运动说明存在双眼融合功能。

（2）3 岁以上可用 Titums 画面（图 1-2-6）粗略地检测双眼是否有融合。

（3）一些理解能力及语言表达能力较好的幼儿，可以用同视机检查双眼视功能（图 1-2-7）。

2. 色觉的检查

（1）当幼儿有一定理解能力时，可采用彩色绒线束试验判断其是否存在色觉异常。

（2）对于表达和理解能力较好的幼儿，可以采用假同色图检查法（图 1-2-8）。

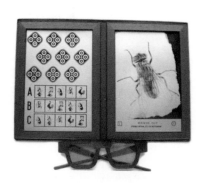

图 1-2-6　Titums 画面

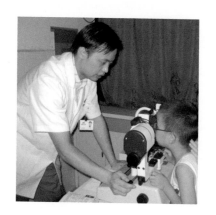

图 1-2-7　同视机检查

3. 对比敏感度的检查　能反映空间、明暗对比二维频率的视觉功能,需要幼儿具有很好的配合及理解能力才能进行(图 1-2-9)。

4. 视野的检查　对年龄稍大、理解能力较好的儿童可以进行(图 1-2-10)。

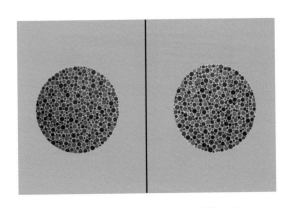

图 1-2-8　色觉检查假用同色图检查法

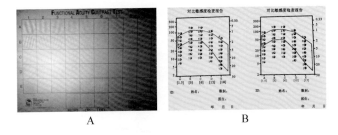

A

B

图 1-2-9　对比敏感度检查

A. 检查图；B. 检查报告

5. 视觉电生理的检查　常用的视觉电生理检查方法：视网膜电图（electroretinogram，ERG）、眼电图（electrooculogram，EOG）和视觉诱发电位（visual evoked potential，VEP），能客观判断视网膜、视神经的功能情况（图1-2-11）。

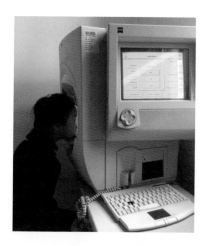

图 1-2-10　视野检查

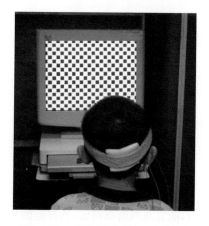

图 1-2-11　电生理检查(VEP 检查)

第 3 节 眼部检查

一、外眼检查

1. 对患儿整体外观的检查 首先观察患儿面部是否对称、有无歪头(图 1-3-1);是否存在眼球大小不一(图 1-3-2)、眼球内陷;眼睑是否存在红肿、充血、内眦赘皮(图 1-3-3)和下垂的情况。

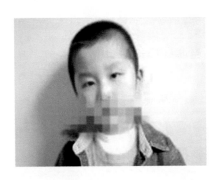

图 1-3-1 患儿代偿头位(头向右肩偏斜)

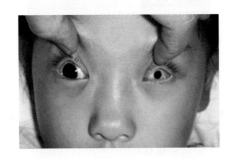

图 1-3-2 患儿左眼先天性小眼球

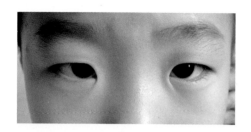

图 1-3-3 双眼内眦赘皮

2. 瞳孔的检查 光源照射瞳孔观察对光反射情况，同时检查瞳孔的形状、位置、大小有无异常（图 1-3-4），虹膜颜色有无异常（图 1-3-5）。

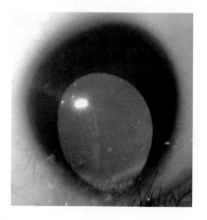

图 1-3-4 瞳孔呈竖椭圆形，下方虹膜缺损

3. 泪器检查 患儿有无溢泪和分泌物增多的症状。

4. 眼球运动和眼位检查 33cm 角膜映光（图 1-3-6）加遮盖去遮盖试验检查有无眼位和眼球运动异常。

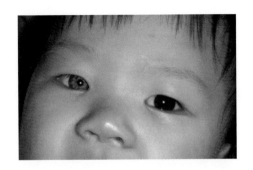

图 1-3-5 右眼虹膜异色

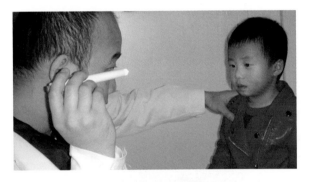

图 1-3-6 33cm 角膜映光法检查斜视

二、眼前节检查

1. 裂隙灯显微镜可观察眼部组织的细节,有助于发现儿童眼前节常见病变:如角膜病变、先天性青光眼、前节发育不良、虹膜异常、葡萄膜炎、先天性白内障等。

2. 对于幼小的患儿可采用手持式裂隙灯检查(图1-3-7),年龄大一点的患儿可以坐在调位椅或跪在凳子上进行裂隙灯检查(图 1-3-8)。

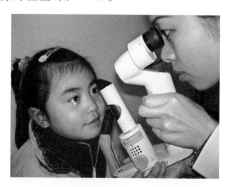

图 1-3-7　儿童清醒状态下行手持裂隙灯检查

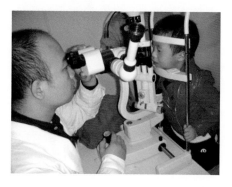

图 1-3-8　配合的儿童可跪在凳子上行裂隙灯检查

三、眼后节检查

1. 直接检眼镜眼底检查　程度,可以观察注视性质。

2. 裂隙灯辅助眼底检查　正像,可判定视乳头隆起

裂隙灯常结合前置镜、三

面镜等完成眼底检查(图 1-3-9),此法眼底成像清晰、照明度强、立体感强(眼底图为倒像)。

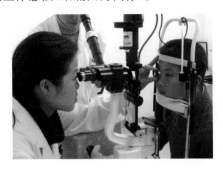

图 1-3-9　裂隙灯结合前置镜进行眼底检查

3. 间接眼底镜检查　立体感、照明度强、成像清晰、视野广,有利于眼底周边部检查(图 1-3-10),不直接接触患者,术中检查更为方便,但成像小,为倒置虚像,位置易错觉,小瞳孔下不易进行检查。

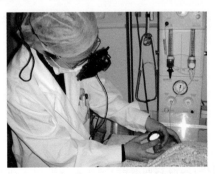

图 1-3-10　间接眼底镜检查早产儿眼底

4. Retcam 眼底照相　广域数字化小儿视网膜成像系统,130°广角镜头,可实时采集眼底(包括视神经、视网膜)和眼前段(包括角膜、前房角、虹膜和晶状体)的动态及静态图像,特别适合为新生儿/早产儿进行眼病筛查和照相(图 1-3-11)。

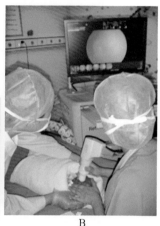

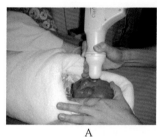

A　　　　　　　　　B

图 1-3-11　Retcam 眼底检查操作图

A. 探头接触患儿角膜表面检查;B. 医生和助手一起固定患儿头部

四、眼压检查

1. 压陷式眼压计　Schiotz 眼压计(图 1-3-12)。

2. 压平式眼压计　Goldman 眼压计,眼压测量的"金标准"。

3. 电子眼压计　非接触眼压计(图 1-3-13)、Tono-pen 眼压计、回弹式眼压计(图 1-3-14);其中回弹式眼压计操作简单,无需表面麻醉,临床上可适用于角膜有病变或者配合程度较差患儿的眼压测量。

4. 指测眼压　用于初步粗略的眼压判断。

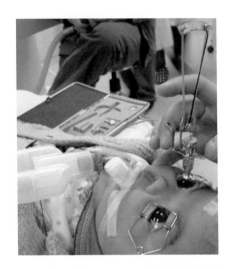

图 1-3-12　全麻下 Schiotz 眼压计检查眼压

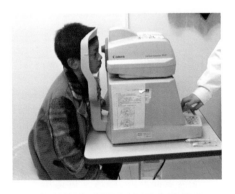

图 1-3-13　非接触眼压计测量眼压

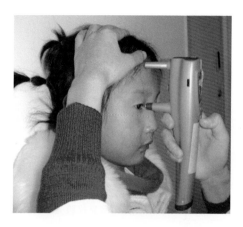

图 1-3-14　回弹式眼压计检查眼压

五、验光检查

1. 小儿睫状肌的调节力非常强,因此睫状肌麻痹检影验光对于婴幼儿来说是必需的。常用的几种睫状肌麻痹药物有 1％硫酸阿托品眼膏、1％环戊通眼液和 0.5％托吡卡胺眼液。远视儿童,尤其是伴有内斜视的儿童,首次验光最好使用阿托品进行睫状肌麻痹。

2. 儿童屈光测定

(1)对于幼儿只能使用自动验光仪(图 1-3-15)或检影(图 1-3-16)进行客观验光。

(2)对于年长儿童采用全自动验光仪联合带状光检影加综合验光仪试片(图 1-3-17)进行主客观相结合验光。

(3)婴幼儿及部分不配合患儿常不能进行主觉验光,也不配合客观验光,可能需要在镇静(图 1-3-18)甚至麻醉下验光(图 1-3-19)。但需要注意镇静、卧位检查和清醒、坐位检查存在一定差异,尤其是麻醉后眼位易偏向外

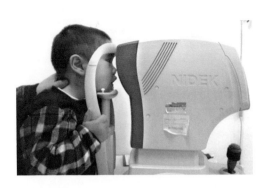

图 1-3-15　自动验光仪验光

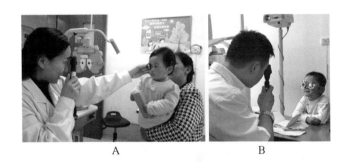

A   B

图 1-3-16　儿童检影
A. 清醒状态下检影；B. 配合状态下检影

上方，视轴与光轴不一致，导致屈光度有一定差异。

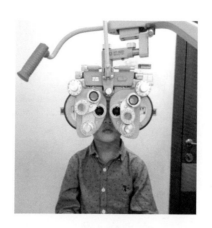

图 1-3-17 综合验光仪验光

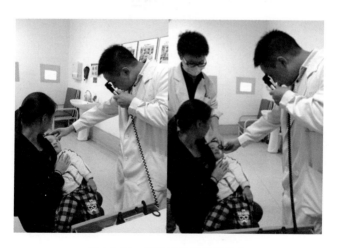

图 1-3-18 镇静下儿童检影验光

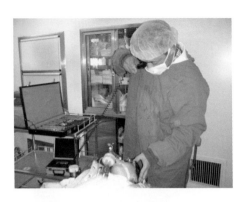

图 1-3-19　麻醉下儿童检影验光

第二章 眼睑、眼眶及泪道疾病

第 1 节 先天性眼睑、眼眶及泪道发育异常

一、先天性上睑下垂

先天性上睑下垂(congenital ptosis)是一种常见的先天异常,为常染色体显性或隐性遗传。主要由动眼神经核或提上睑肌发育不全引起,常伴有上直肌功能不全。

【诊断要点】

1. 单纯性先天性上睑下垂 由先天性提上睑肌发育不良引起,不伴眼球运动障碍,表现为上睑不能上提,可为单侧(图 2-1-1A)或双侧(图 2-1-1B);患儿常提额、仰

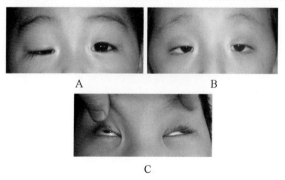

图 2-1-1 单纯性先天性上睑下垂
A. 右眼;B. 双眼;C. 双眼 Bell 征阳性

头视物。Bell 征阳性(图 2-1-1C)。

2. 合并眼外肌麻痹的先天性上睑下垂　由于此类上睑下垂伴有眼球上转功能障碍(图 2-1-2),手术后容易造成暴露性角膜炎,因此需谨慎手术。

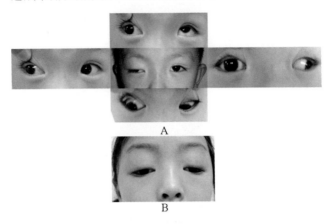

A

B

图 2-1-2　合并眼外肌麻痹的先天性上睑下垂

A. 右眼动眼神经麻痹患儿,表现为右眼上睑下垂伴大度数的外斜视和向上、向内运动障碍;B. 先天性眼外肌纤维化患儿,表现为双眼上睑下垂伴双眼固定下转,各方向运动障碍

3. 合并下颌瞬目联动(Marcus-Gunn 现象)的上睑下垂　由三叉神经与动眼神经之间的异常支配所导致,表现为患儿张口咀嚼或左右活动下颌时,下垂眼突然睁大(图 2-1-3)。

【鉴别诊断】

1. 机械性上睑下垂　由上睑的肿瘤引起,如神经纤维瘤病(图 2-1-4)和毛细血管瘤(图 2-1-5)。

2. 重症肌无力　系神经肌肉传递功能障碍的一种疾病,特征是运动后横纹肌无力加重、休息后肌力增强。眼部表现为突然发生的上睑下垂(图 2-1-6)或复视,有晨

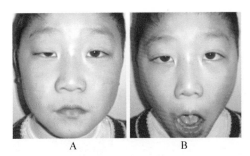

图 2-1-3 Marcus-Gunn 现象

A. 闭嘴时表现为右眼上睑下垂;B. 张嘴
后表现为右眼突然睁大

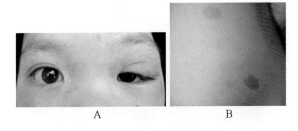

图 2-1-4 神经纤维瘤病患儿

A. 左眼丛状神经纤维瘤,可见上睑缘呈典型的
"S"形;B. 躯干部的 cafe-au-lait 斑

轻暮重的特点。

3. 假性上睑下垂 由眼球摘除术后眼睑缺乏支撑
所引起(图 2-1-7)。

【治疗原则】

1. 上睑下垂遮挡瞳孔者(图 2-1-8)应争取早期手术,
以防弱视形成。

2. 根据提上睑肌的肌力选择增强提上睑肌力量的
手术(图 2-1-9)或借助额肌牵引力量的手术(图 2-1-10)。

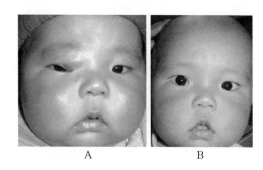

图 2-1-5　上睑毛细血管瘤患儿

　　A. 右眼上睑瘤体呈青紫色,导致上睑下垂遮盖瞳孔;B. 瘤体内注射曲安奈德 6 个月后,右眼上睑瘤体萎缩,上睑下垂消失

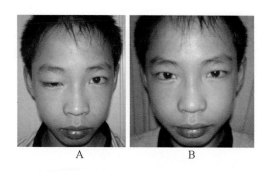

图 2-1-6　重症肌无力患儿

　　A. 右眼上睑下垂;B. 注射新斯的明 10 分钟后,右眼上睑下垂完全消失

3. 术前仔细检查眼球上转功能,确定有无手术禁忌。

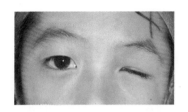

图 2-1-7 左眼球摘除术后无眼球状态导致的假性上睑下垂

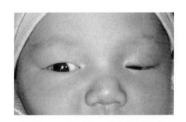

图 2-1-8 左眼上睑下垂遮盖瞳孔

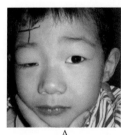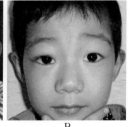

图 2-1-9 提上睑肌缩短术

A. 术前;B. 术后 2 周

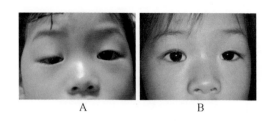

图 2-1-10 **额肌悬吊术**
A. 术前;B. 术后 1 个月

二、先天性眼睑缺损

先天性眼睑缺损(palpebral coloboma)为少见的先天异常。

【诊断要点】

1. 出生后即出现的眼睑三角形缺损凹陷,上睑内侧多见,可为单眼或双眼(图 2-1-11)。

2. 常合并眼部或全身其他部位的缺损和先天异常,如睑球粘连(图 2-1-11B)、虹膜和脉络膜缺损、唇裂、腭裂、并趾、腹疝等。

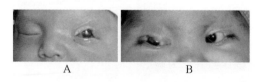

图 2-1-11 **先天性眼睑缺损**
A. 左眼;B. 双眼,可见眼睑皮肤和角膜粘连

【治疗原则】 根据眼睑缺损、睑球粘连的范围和角膜暴露情况行眼睑缺损修补及成形术。

三、内眦赘皮

内眦赘皮（epicanthic folds）是一种常见的先天异常，为常染色体显性遗传。

【诊断要点】

1. 鼻根至眉内端竖立的半月状皮肤皱襞，遮盖内眦及泪阜，通常为双侧性，多见于儿童（图 2-1-12A）。

2. 常被误认为内斜视，见图 2-1-12B。

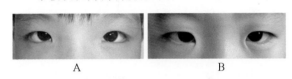

A　　　　　　　　　B

图 2-1-12　**双眼内眦赘皮**

A. 可见内眦部的纵向皮肤皱襞；B. 所致假性内斜视

【治疗原则】　轻者一般不需治疗，常随患儿面部发育和鼻梁长高而渐渐消失。重者可行内眦成形术。

四、先天性小睑裂综合征

小睑裂综合征（blepharophimosis syndrome）是一种少见的先天异常，为常染色体显性遗传（图 2-1-13A）。

【诊断要点】

1. 临床四联征为睑裂水平径明显变小、上睑下垂、逆向内眦赘皮和内眦距离过远（图 2-1-13B）。

2. 常伴鼻梁低平、上眶缘发育不良等一系列眼睑和颜面发育异常，面容十分特殊。

【治疗原则】

可分期进行内眦赘皮矫正、外眦开大和上睑下垂等整形手术。

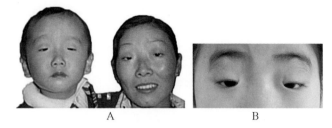

图 2-1-13　小睑裂综合征

A. 患儿和其母亲；B. 眼部四联征：睑裂水平径变小、上睑下垂、逆向内眦赘皮和内眦距离过远

五、双行睫

双行睫（congenital distichiasis）为先天性睫毛发育异常，常染色体显性遗传。

【诊断要点】　在正常睫毛根部后方相当于睑板腺开口处多生长出一排睫毛（图 2-1-14A），也称副睫毛。

【治疗原则】　如副睫毛接触角膜不多，刺激症状不重，可暂不行治疗；若副睫毛摩擦角膜（图 2-1-14B），刺激症状重，可行手术治疗。

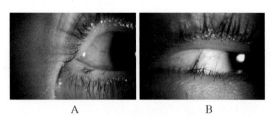

图 2-1-14　下睑双行睫

A. 下睑外侧可见一排多余的睫毛；B. 睫毛内翻接触眼球

六、先天性睑内翻

先天性睑内翻（congenital entropion）为睑缘朝向眼球方向卷曲的位置异常。当睑内翻达一定程度时，睫毛也倒向眼球，因此常与倒睫同时存在。

【诊断要点】

1. 婴幼儿常见，大多因上睑或下睑皮肤赘皮、睑缘部轮匝肌过度发育或睑板发育不全所致。患儿有畏光、流泪、异物感、眼睑痉挛等症状。

2. 查体可见部分或全部睫毛倒向眼球表面（图2-1-15A），相应部位球结膜充血、角膜上皮脱落、荧光染色阳性（图2-1-15B）。

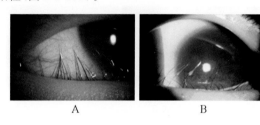

A   B

图 2-1-15 下睑内翻

A. 睑内翻倒睫所致睫毛接触眼球；B. 倒睫导致角膜上皮脱落

【治疗原则】 轻度睑内翻可观察，局部用滋润角膜药物，引起严重角膜损害者需行手术治疗。

七、先天性鼻泪管阻塞

先天性鼻泪管阻塞（congenital nasolacrimal duct obstruction）是常见的先天性异常。由于鼻泪管下端的胚胎残膜（Hasner 瓣）未退化阻塞鼻泪管，使泪液潴留在泪囊内，引起继发性感染而导致新生儿泪囊炎。

【诊断要点】

1. 患儿出生后不久便出现溢泪和脓性分泌物增多的症状(图 2-1-16)。

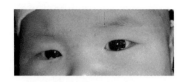

图 2-1-16　双眼先天性鼻泪管阻塞所致溢泪和脓性分泌物

2. 严重者可导致急性泪囊炎(图 2-1-17)。

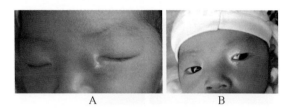

图 2-1-17　急性泪囊炎患儿

A. 治疗前,左眼泪囊区皮肤红肿;B. 局部、全身抗生素治疗 3 天后,左眼泪囊区红肿完全消退

【治疗原则】

1. 绝大多数残膜在生后 4～6 周内自行萎缩而恢复通畅,因此 6 个月前可行泪道按摩。

2. 如经 6 个月按摩仍不见效者,可用探针探通,多可获得痊愈。

3. 对于发生急性泪囊炎的患儿,需进行局部和全身使用抗生素治疗,切不可盲目挤压和探通。

第 2 节　睑缘炎及其相关的角结膜病变

一、睑缘炎

睑缘炎(blepharitis)是指睑缘表面、睫毛毛囊及其腺体组织的亚急性或慢性非特异性炎症。

【诊断要点】

1. **按病变部位分类**

(1)前部睑缘炎:睑缘前唇疾病,包括睫毛毛囊附属皮脂腺的炎症。

(2)后部睑缘炎:睑缘后唇的疾病,主要指皮脂腺的炎症和感染,睑板腺功能障碍是后部睑缘炎的主要病因。

(3)混合型睑缘炎:前后唇均有病变者。

2. **典型症状**　睑缘痒、烧灼感,刺激性流泪,畏光,异物感,特别是睁眼时明显。

3. **典型体征**

(1)眼睑皮肤常有麦粒肿(图 2-2-1)或睑板腺囊肿改变。

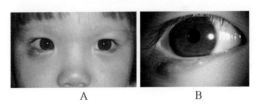

图 2-2-1　**皮肤改变**

A. 双眼下睑外侧麦粒肿;B. 右眼下睑麦粒肿

(2)睫毛根部鳞屑、睫毛呈束状(图 2-2-2),睫毛脱落、倒睫。

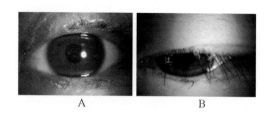

图 2-2-2　睫毛改变

A. 上下睑缘皮肤及睫毛根部可见分泌物结痂；B. 上睑睫毛根部可见鳞屑，睫毛呈束状

（3）后部睑缘钝圆、增厚、血管扩张；睑缘部呈湿疹样外观（图 2-2-3A），黏膜消失，过度角化（图 2-2-3B）；睑缘形态不规则。

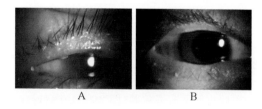

图 2-2-3　睑缘改变

A. 上睑缘充血，增厚，呈湿疹样改变；B. 上下睑缘角化改变

（4）睑板腺开口的异常：睑板腺的帽冠，睑板腺口凸出，睑板腺口脂栓（图 2-2-4A），睑板腺开口消失（图 2-2-4B）。

【治疗原则】

1. 长期坚持眼部的热敷和按摩等物理治疗。

2. 眼部抗感染和抗炎治疗。

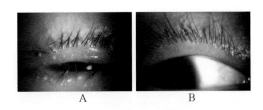

图 2-2-4　睑板腺开口异常

A. 上睑缘睑板腺口有脂栓；B. 上睑缘睑板腺开口消失

二、睑缘炎相关角结膜病变(blepharokeratocon-junctivitis,BKC)

【诊断要点】

1. 典型临床特征

(1)一般在 6~7 岁发病，常反复发作麦粒肿或睑板腺囊肿。

(2)为原发的睑缘病变，继发角膜和结膜病变。

(3)20％合并酒糟鼻、脂溢性皮炎或特应性皮炎。

2. 典型症状　畏光，眼红(图 2-2-5)，干涩，卡痛，烧灼感。

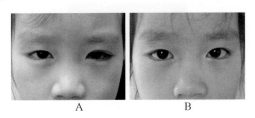

图 2-2-5　双眼睑缘炎患儿

A. 治疗前有明显畏光的症状，左眼结膜充血；

B. 治疗 7 天后畏光和左眼结膜充血明显好转

3. 典型体征

(1)眼睑:有睑缘炎的典型表现(图 2-2-6)。

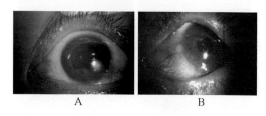

图 2-2-6　睑缘改变

　　A. 上睑缘充血,睑板腺开口阻塞;B. 上下睑缘充血增厚

(2)结膜:充血,瘤样扩张(图 2-2-7A),可伴出血,结节性结膜炎(图 2-2-7B),泡性结膜炎(图 2-2-7C)。

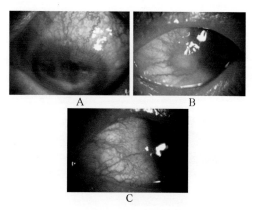

图 2-2-7　结膜改变

　　A. 球结膜充血,血管扩张明显;B. 角膜缘处结膜隆起呈结节状,周边血管充血扩张;C. 角膜缘处结膜呈泡样改变

（3）角膜：角膜周边血管翳（图 2-2-8A），点状上皮缺损，浸润，溃疡（图 2-2-8B）；反复发作的患儿可见角膜斑翳或白斑（图 2-2-8C）。

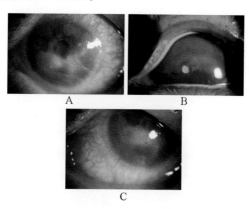

图 2-2-8 角膜改变

A. 上方和颞侧角膜缘可见血管翳；B. 下方
角膜圆形溃疡；C. 下方角膜可见白斑

【鉴别诊断】 容易误诊和漏诊，应与病毒性和过敏性角结膜炎相鉴别。

【治疗原则】

1. 长期坚持眼部热敷和按摩等物理治疗。
2. 眼局部抗感染和抗炎治疗。
3. 全身使用抗生素治疗。

第3节 眼睑和眼眶感染

一、传染性软疣

传染性软疣（molluscum contagiosum）是由人类特异性双链 DNA 痘病毒引起的皮肤病，在直接接触传染后自体接种。多见于健康的儿童,发病高峰在 2～4 岁。

【诊断要点】

1. 上下睑皮肤接近睑缘处可见大小不一的粉红色半球形结节(图 2-3-1A),表面光滑,呈蜡样光泽,顶端凹陷如脐窝状(图 2-3-1B),可挤压出奶酪样物质。

2. 发生于眼睑者可引起滤泡性结膜炎及表浅树枝状角膜炎。当软疣除去后,继发损害可自行消退。

3. 绝大多数无自觉症状,仅少数儿童自觉瘙痒。

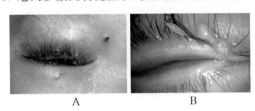

图 2-3-1　传染性软疣

A. 上下睑接近睑缘处可见多个粉红色半球形结节;B. 结节顶端凹陷如脐窝

【治疗原则】　无需特殊治疗,如靠近睑缘引起刺激症状,可用镊子夹破或烧灼。

二、眶蜂窝织炎

眶蜂窝织炎(orbital cellulitis)是眶内软组织的急性炎症,属于眼眶特异性炎症的范畴。多见于眶周感染灶的眶内蔓延,最常见为来源于鼻窦、口腔及面部的感染灶。病原体多为葡萄球菌、链球菌,儿童以流感嗜血杆菌为主。

【诊断要点】

1. 眶蜂窝织炎分为隔前蜂窝织炎和隔后蜂窝织炎。

2. 眶前部感染者表现为眼睑充血、水肿,严重者可有脓肿形成(图 2-3-2);瞳孔及视力正常,眼球运动正常。

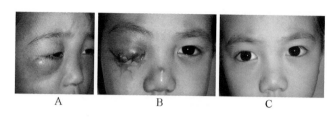

图 2-3-2　隔前蜂窝织炎患儿

A. 右眼下睑明显充血肿胀；B. 右眼上睑脓肿形成，表面已破溃，鼻部中央也可见小疖肿；C. 图 B 患儿治疗后 1 个月外观

3. 眶深部蜂窝织炎表现为眼睑和球结膜高度充血、水肿，视力下降甚至丧失，眼球突出、眼球运动障碍甚至固定；患者有明显的疼痛（图 2-3-3A），同时伴有头痛、发热、恶心、呕吐等全身中毒症状。病变后期炎症局限，可出现眶内化脓灶。眼眶 CT 可帮助诊断（图 2-3-3B）。

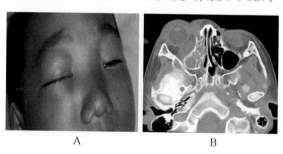

图 2-3-3　右眼隔后蜂窝织炎患儿

A. 患儿呈痛苦面容；右眼上下睑皮肤高度充血、肿胀；B. CT 显示右眼球突出，眶内软组织肿胀

【鉴别诊断】　隔前蜂窝织炎应与常见的眼睑外麦粒肿相鉴别；隔后蜂窝织炎注意和肿瘤鉴别。

【治疗原则】

1. 首先进行全身抗感染治疗。

2. 局部有脓肿形成时,需行脓肿切开引流术。

第三章 结膜炎

第1节 概 述

结膜炎(conjunctivitis)是小儿眼科常见的一类疾病。常见病因有病毒性、细菌性、过敏性和睑缘炎相关性。大部分情况下,结膜炎通常有自限性,但判断病因对指导治疗很重要。

【临床特征】

1. 症状 异物感、烧灼感、分泌物增多、痒、畏光、流泪。

2. 体征 球结膜充血(图 3-1-1)、结膜水肿、滤泡、假膜(图 3-1-2)、乳头增生(图 3-1-3)、肉芽肿增生、耳前淋巴结肿大等。

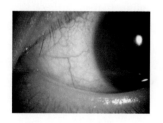
图 3-1-1 球结膜充血

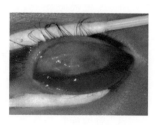
图 3-1-2 上睑结膜可见假膜

3. 常见的致病微生物 可为细菌(如肺炎球菌、流感嗜血杆菌、金黄色葡萄球菌、脑膜炎双球菌、淋球菌等)、病毒(如腺病毒、单纯疱疹病毒Ⅰ型和Ⅱ型、微小核糖核酸病毒)或衣原体等。

4. 鉴别诊断要点 眼部有较多脓性分泌物时,应怀

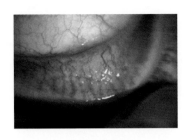

图 3-1-3　下睑结膜可见乳头增生

疑细菌性结膜炎；如为浆液性或水样分泌物，则考虑病毒性或过敏性结膜炎；滤泡增生提示病毒性或衣原体性；乳头增生提示细菌性或过敏性。

第 2 节　病毒性结膜炎

【诊断要点】

1. 病毒性结膜炎（viral conjunctivitis），20％为腺病毒引起。通常表现为急性滤泡性结膜炎伴上呼吸道感染和发热，多见于 4～9 岁儿童，常于秋冬季节流行。

2. 肠道病毒和柯萨奇病毒可引起急性出血性结膜炎，其特点是结膜充血伴结膜下出血（图 3-2-1A），部分患者还可出现眼睑皮下出血（图 3-2-1B）。

3. 单纯疱疹病毒也可引起结膜炎，表现为滤泡性结膜炎伴水样分泌物和耳前淋巴结肿大。50％的患者同时伴病毒性角膜炎。

【治疗原则】　通常有自限性，严重者可行眼局部抗病毒治疗。

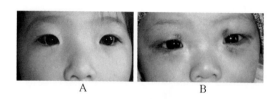

图 3-2-1 急性出血性结膜炎

A. 双眼结膜下出血;B. 双眼上下睑皮肤片状出血

第 3 节 细菌性结膜炎

细菌性结膜炎(bacterial conjunctivitis)的诊断要点和治疗原则如下。

【诊断要点】

1. **症状** 眼红伴大量分泌物,早晨起床时可粘住眼睑,不能睁开。

2. **常见致病菌** 肺炎链球菌、莫拉菌属和流感嗜血杆菌。

3. **体征** 结膜充血伴结膜囊内大量脓性分泌物,结膜乳头增生是其特点。

【治疗原则】 通常有自限性,60%的患儿在 5 天内自行缓解,不治疗时病程一般为 2 周。严重者可行眼局部抗细菌治疗。

第 4 节 新生儿眼炎

出生 28 天以内发生的结膜炎为新生儿眼炎(ophthalmia neonatorum)。可能是顺产时在产道直接感染,或剖宫产时上行至子宫感染。

【诊断要点】

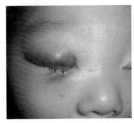

图 3-4-1 患儿右眼上睑皮肤红斑,分泌物粘住上下睑

1. 单眼或双眼出现眼睑水肿、红斑,结膜充血,较多脓性分泌物(图 3-4-1)。

2. 沙眼衣原体感染是新生儿眼炎最常见的原因。出生后几天到几周后发病,表现为结膜充血和水肿伴不同程度黏性分泌物,睑结膜受累更重。诊断依据为结膜刮片吉姆萨染色查细胞内包涵体。

3. 出生后 24 小时以内发生的新生儿眼炎多为化学性结膜炎,由硝酸银溶液滴眼所致,1~2 天后可自行缓解。

4. 在新生儿眼炎中,最常见的细菌是金黄色葡萄球菌,而最严重的是新生儿淋球菌性结膜炎。

5. 新生儿淋球菌性结膜炎一般在出生后 3~5 天发病,双眼常同时受累。表现为眼睑高度水肿和大量脓性分泌物(图 3-4-2A 和 B)。严重病例可在 24 小时内引起

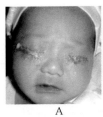
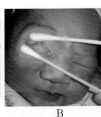
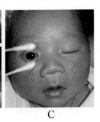

A   B   C

图 3-4-2 新生儿淋球菌性结膜炎

A. 双眼上下睑被大量脓性分泌物粘住,不能睁开;B. 右眼结膜囊内涌出大量脓性分泌物;C. 图 B 患儿治疗 4 天后右眼结膜囊分泌物明显减少

角膜溃疡、穿孔,或者并发全身其他部位的化脓性炎症,如关节炎和脑膜炎。诊断依据为分泌物涂片找到革兰阴性球菌。

6. 新生儿病毒性结膜炎常见为单纯疱疹病毒感染,表现为结膜充血、水肿伴水样分泌物,常伴皮肤和角膜病变。

【治疗原则】

1. 如怀疑淋菌性结膜炎,应立即隔离患儿,给予全身及局部抗生素治疗(图 3-4-2C),并清洗结膜囊。

2. 如考虑其他细菌引起的新生儿结膜炎,可给予眼部抗生素治疗。

3. 预防　患儿出生后,用 0.5% 红霉素眼膏、1% 四环素眼膏或 2.5% 聚维酮碘溶液点入双眼结膜囊,可有效预防新生儿眼炎。

第 5 节　过敏性结膜炎

【诊断要点】

1. 患儿常伴全身其他过敏性疾病,如过敏性鼻炎、哮喘和特异性皮炎等。发病常有季节性。

2. 眼部表现为痒、流泪、结膜充血、水肿、眼睑水肿。

3. 春季角结膜炎(vernal keratoconjunctivitis)是一种特殊的过敏性结膜炎(allergic conjunctivitis)。多为双眼发病,男孩常见。春、夏季节发病率高。典型症状为眼部奇痒伴黏丝状分泌物。典型体征为球结膜色泽污秽(图 3-5-1),上睑结膜有巨大乳头呈铺路石样排列(图 3-5-2),下睑结膜可出现弥散的小乳头,角膜缘有胶样增生(图 3-5-3),角膜病变常表现为弥漫性点状上皮角膜炎或盾形溃疡(图 3-5-4)。

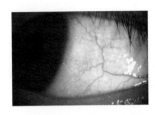

图 3-5-1　球结膜色泽污秽

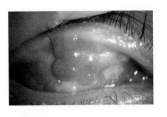

图 3-5-2　上睑结膜可见巨大乳头

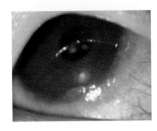

图 3-5-3　角膜缘胶样增生

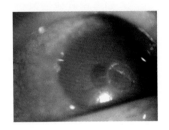

图 3-5-4　角膜中央盾形溃疡

【治疗原则】

1. 眼局部使用抗组胺药物和肥大细胞稳定剂,如病情严重可短期加用皮质类固醇激素治疗。

2. 仔细查找过敏原,避免接触,减少复发。

第 6 节　木样结膜炎

木样结膜炎(ligneous conjunctivitis)是一种非常少见的疾病,为常染色体隐性遗传。

【诊断要点】

1. 自幼起病,可由小的外伤或发热诱发,常为单眼或双眼反复发作。

2. 最初在上睑结膜出现纤维蛋白丰富、木质样的假膜结构;之后逐渐向睑缘外生长成为结节样肿物(图 3-6-1)。

病变表面可被黄白色厚厚的黏液样分泌物覆盖(图 3-6-2)。

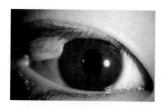

图 3-6-1　上睑外侧睑缘可见
结节样肿物

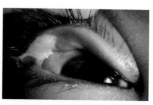

图 3-6-2　患儿术后 3 天在相
同部位出现白色黏
液样分泌物

3. 患儿还可在牙周、呼吸道、中耳等部位出现同样的病变。

4. 组织学检查呈嗜酸性纤维性凝固体。

【治疗原则】

1. 如无症状,可不治疗。如影响外观或感不适,需行手术治疗,但是手术切除后会很快复发(图 3-6-3)。

2. 目前尚无有效治疗方法。

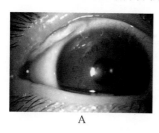
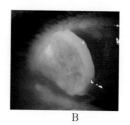

A　　　　　　B

图 3-6-3　患儿术后 1 周

A. 上睑结膜又出现了厚厚的假膜;B. 翻开上睑后
可见假膜形态

第四章　角膜炎

【概述】

1. 由于小儿认知能力差,角膜炎(keratitis)出现后不能及时告知家长,所以小儿角膜病的就诊和治疗往往被延误,从而容易造成角膜瘢痕,最终形成弱视。

2. 儿童常见角膜炎的致病原因为细菌性、病毒性、营养不良性、神经麻痹性及药物毒性等。

3. 角膜炎的共同病理变化为浸润期、溃疡形成期、溃疡消退期和愈合期 4 个阶段。

4. 常见症状为眼痛、畏光、流泪、眼睑痉挛伴不同程度的视力下降。

5. 典型体征为睫状充血、角膜浸润及角膜溃疡形成。

第 1 节　感染性角膜炎

一、细菌性角膜炎(bacterial keratitis)

【诊断要点】

1. 起病急骤,常有角膜外伤或戴角膜接触镜史。

2. 患眼有畏光、流泪、疼痛、视力下降、眼睑痉挛等症状。

3. 眼睑、球结膜水肿,睫状充血或混合性充血(图4-1-1),角膜溃疡表面和结膜囊内多有脓性分泌物(图4-1-2)。严重者可有不同程度的前房积脓。

4. 奈瑟菌属的淋球菌和铜绿假单胞菌引起的感染来势凶猛、发展迅速。感染如未控制,可导致角膜坏死穿孔或全眼球炎。

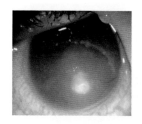

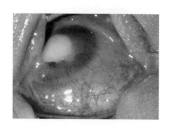

图 4-1-1　患儿右眼睫状充血,角膜鼻下方可见圆形溃疡灶,表面可见脓性分泌物

图 4-1-2　患儿左眼角膜中央可见大片溃疡,周边可见大量新生血管长入

【治疗原则】　早期局部频繁使用广谱抗生素眼液和眼膏(根据细菌培养结果使用敏感抗生素),控制感染,避免角膜穿孔;晚期促进角膜愈合,减少瘢痕形成。

二、单纯疱疹病毒性角膜炎(herpes simplex keratitis,HSK)

【诊断要点】

1. 由单纯疱疹病毒引起的角膜感染,是最常见的角膜炎类型。

2. 表现为感冒后反复发作,多次发作后角膜混浊加重,最终导致角膜白斑。

3. 常见症状有畏光、流泪、眼睑痉挛等,中央角膜受累时视力明显下降。

4. 典型体征为点状或树枝状角膜炎(图 4-1-3),若病情进展,则发展为地图状角膜溃疡(图 4-1-4)。

【治疗原则】　抑制病毒在角膜内的复制,减轻炎症反应引起的角膜损害。

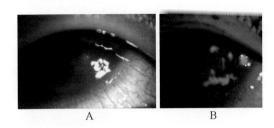

图 4-1-3 树枝状角膜炎

A. 左眼颞下方角膜可见多处小片状上皮浸润;B. 荧光素染色后呈树枝样形态

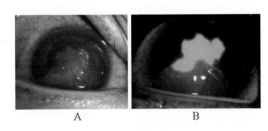

图 4-1-4 地图状角膜溃疡

A. 同一患儿右眼角膜中央可见大片溃疡;B. 染色后呈地图样形态

第 2 节 其他类型的角膜炎

一、药物毒性角膜炎(toxicity keratitis)

【诊断要点】

1. 患儿有长期、频繁地使用多种眼液的病史。

2. 症状:患儿出现畏光、流泪、眼睑痉挛伴不同程度的视力下降。

3. 体征:轻度结膜充血,角膜弥漫点状上皮脱落(图4-2-1),严重者可形成角膜溃疡。

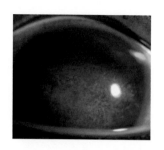

图 4-2-1　可见角膜中下方弥漫点状上皮缺损

【鉴别诊断】　需与干眼症和病毒性角膜炎鉴别。

【治疗原则】　停止或减少眼液的使用,促进角膜上皮修复。

二、神经营养性角膜炎(neurotrophic keratitis)

【诊断要点】

1. 各种原因所致的三叉神经或三叉神经节的损害,导致神经营养性角膜上皮损害。例如:手术,多发性硬化,肿瘤(听神经瘤或神经纤维瘤病)等。

2. 症状:患儿无明显不适。

3. 体征:角膜知觉减退,轻度结膜充血、角膜点状上皮缺损或浅表溃疡(图 4-2-2),溃疡表面和结膜囊内没有

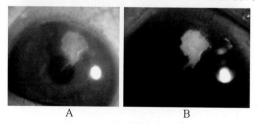

A　　　　　　B
图 4-2-2　神经营养性角膜炎

A. 一个颅内手术后的患儿,左眼上方角膜溃疡;B. 荧光素染色阳性

分泌物。

【治疗原则】 病因治疗,促进角膜上皮修复,预防感染。

三、暴露性角膜炎(exposure keratitis)

【诊断要点】

1. 各种原因所致的眼睑闭合不全导致的角膜损害。例如,面瘫、严重突眼、眼肌麻痹导致眼球不能上转及不当的上睑下垂手术后等。

2. 症状:患眼卡、痛、流泪和畏光,严重者出现视力下降。

3. 体征:结膜充血,下 1/3 角膜出现点状上皮缺损或浅表溃疡,严重时可穿孔(图 4-2-3),溃疡表面和结膜囊内没有明显分泌物。可继发感染。

【治疗原则】 病因治疗,减轻角膜暴露,促进角膜上皮修复,预防感染。

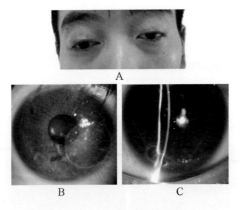

图 4-2-3　**暴露性角膜炎**

A. 进行性眼外肌麻痹患儿外观:双眼上睑下垂,眼球各方向运动受限;B. 右眼因下方角膜溃疡穿孔,已行穿透性角膜移植术;C. 左眼鼻下方角膜溃疡

第五章　晶状体病变

第 1 节　先天性白内障

【概述】

1. 新生儿中先天性白内障（congenital cataract）的患病率为 0.5% 左右，可以是家族性，也可散发；可单眼或双眼发病（图 5-1-1），也可合并眼部或全身其他先天性异常。

2. 本病具有遗传因素、环境因素或原因不明的病因。

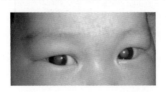

图 5-1-1　双眼先天性白内障婴儿

3. 根据晶状体混浊的部位、形态和程度不同进行分类，常见的有核性（图 5-1-2）、绕核性（图 5-1-3）、全白

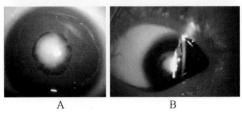

A　　　　　　　　　　B

图 5-1-2　核性白内障

A. 伴瞳孔区虹膜点状后粘连；B. 中央致密混浊

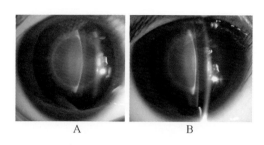

图 5-1-3　绕核性白内障

A. 可见盘状混浊；B. 稍致密的绕核性白内障

内障（图 5-1-4）、前极、后极（图 5-1-5）、粉尘状（图 5-1-6）、缝状（图 5-1-7）、花冠状（图 5-1-8）、皮质钙化（图 5-1-9）、液化（图 5-1-10）、混合性（图 5-1-11）及后圆锥（图 5-1-12）等。还有部分先天性白内障可合并眼部或全身其他先天性异常，如 Peter 异常（图 5-1-13）、持续胚胎血管症、虹膜缺损（图 5-1-14）和先天性无虹膜（图 5-1-15）等。

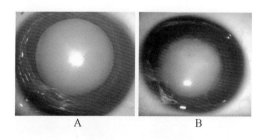

图 5-1-4　全白内障

A. 全晶状体致密白色混浊；B. 周边有少量透明区

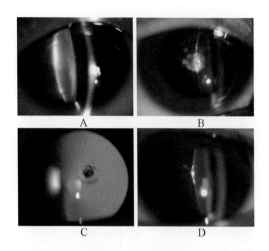

图 5-1-5　后极白内障

A. 后极部混浊为主；B. 后囊下中央片状混浊斑；
C. 后囊下偏中心混浊；D. 后囊中央点状混浊

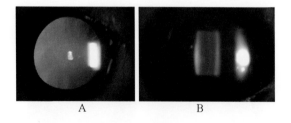

图 5-1-6　粉尘状白内障

A. 晶状体皮质细点状混浊；B. 晶状体呈磨砂玻璃样改变

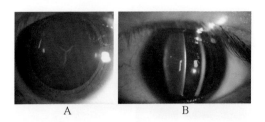

图 5-1-7 缝状白内障
A. 隐约可见"Y"缝；B. 可见明显"Y"缝

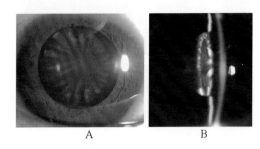

图 5-1-8 花冠状白内障
A. 可见放射状花瓣样混浊；B. 可见花冠样混浊

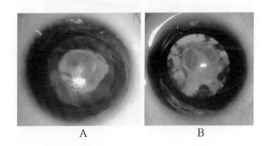

图 5-1-9 皮质钙化的白内障
A. 可见皮质大片钙化；B. 皮质片状钙化

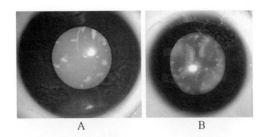

图 5-1-10　皮质液化伴点状钙化的白内障
A. 皮质液化伴点状钙化；B. 皮质液化伴片状钙化

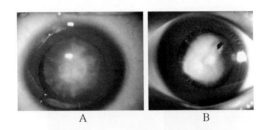

图 5-1-11　混合性白内障
A. 核性混浊伴皮质混浊；B. 绕核性混浊伴皮质混浊

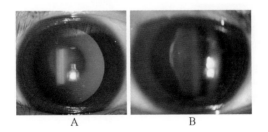

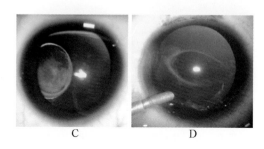

图 5-1-12　晶状体后圆锥

A. 后囊中央圆锥(后照法);B. 后囊中央圆锥(裂隙);C. 后囊偏中心圆锥造成的局限性混浊;D. 术中发现的后囊膜中央椭圆形缺损

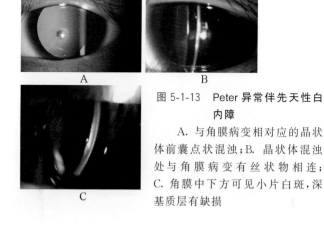

图 5-1-13　Peter 异常伴先天性白内障

A. 与角膜病变相对应的晶状体前囊点状混浊;B. 晶状体混浊处与角膜病变有丝状物相连;C. 角膜中下方可见小片白斑,深基质层有缺损

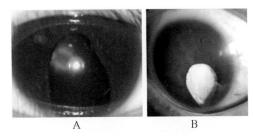

图 5-1-14 虹膜缺损伴先天性白内障

A. 下方虹膜缺损伴后极部白内障;B. 下方虹膜缺损伴全白内障

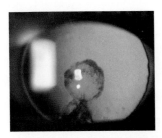

图 5-1-15 先天性无虹膜伴先天性白内障

【诊断要点】

1. 患儿出生后数月或 1 年内即发现的晶状体混浊。

2. B 超检查未发现玻璃体和视网膜病变。

3. 双眼患儿多伴有明确的家族史或宫内感染史;单眼患儿多为散发;部分患儿有染色体病变或代谢性疾病。

【鉴别诊断】 其他原因引起的白瞳症,如早产儿视网膜病变、Coats 病、持续胚胎血管症、弓蛔虫病和视网膜母细胞瘤等。

【治疗原则】 由于先天性白内障影响视觉的正常发育,所以其治疗不同于成人白内障。

1. 对视力影响不大者,如前极白内障、绕核性白内障,一般不需早期治疗,宜定期随访。单侧或双侧矫正视力下降到 0.5 以下者,可进行手术。

2. 对于明显影响视力的类型如全白内障、核性或位于视轴中心、混浊程度明显的白内障,应选择在出生后全身麻醉许可的前提下尽早手术,以免发生眼球震颤。双眼白内障一般在生后 8～12 周内手术,而单眼白内障需在生后 6～8 周内手术。

3. 手术后积极配合光学矫正和弱视治疗。

【术后并发症】

1. 小儿白内障手术不同于成人手术,如果手术方法不得当或处理欠佳,术后会产生严重的并发症,导致患儿视力丧失。

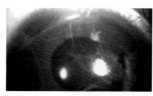

图 5-1-16　术后葡萄膜炎(可见前房内成形渗出)

2. 常见的先天性白内障术后并发症有葡萄膜炎(图 5-1-16)、后发性白内障(图 5-1-17)、继发性青光眼(图 5-1-18)、人工晶状体夹持或脱位(图 5-1-19)、瞳孔移位(图 5-1-20)等。

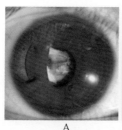
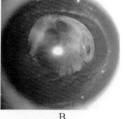

A   B

图 5-1-17　后发性白内障

A. 后囊膜白色机化伴人工晶状体夹持;B. 后囊膜白色机化伴瞳孔粘连

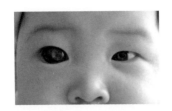

图 5-1-18　术后右眼继发性青光眼形成的牛眼

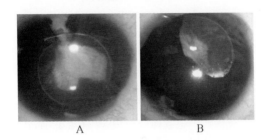

图 5-1-19　人工晶状体夹持

A. 人工晶状体已完全脱位于前房；B. 半侧人工晶状体夹持并脱位

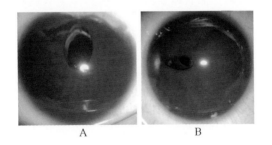

图 5-1-20　术后瞳孔移位

A. 虹膜粘连于上方角膜切口，造成瞳孔向上移位；B. 虹膜粘连于颞侧角膜切口，造成瞳孔向颞侧移位

第2节 先天性晶状体脱位

【概述】

出生后由于先天因素或一些疾病导致的晶状体位置改变称为脱位。先天性晶状体脱位(ectopia lentis)多为双眼发病,有遗传倾向,常见以下几个综合征。

1. 系统性表现

(1)马方综合征(Marfan syndrome):为常染色体显性遗传病,系中胚叶发育异常所致,患者四肢细长、身材高大,以眼、心血管和全身骨骼的异常为特征。50%~80%的马方综合征患者眼部表现主要为晶状体向上方和颞侧脱位,易发生视网膜脱离。

(2)马切山尼综合征(Marchesani syndrome):为常染色体隐性遗传病。患者四肢粗短、身材矮小,晶状体呈球形,小于正常,常向鼻下方脱位。可伴有高度近视和瞳孔阻滞性青光眼。

(3)同型胱氨酸尿症(homocystinuria):为常染色体隐性遗传病。晶状体多向鼻下移位,多为双侧对称性,30%出现在婴儿期,80%出现在15岁以前。实验室检查可检出血、尿中含同型胱氨酸,易发生视网膜脱离。

2. 眼部表现

(1)晶状体全脱位:晶状体悬韧带全部断裂,晶状体可脱至前房(图5-2-1)和玻璃体腔内,或者嵌于瞳孔区。

(2)晶状体半脱位:瞳孔区可见部分晶状体,散瞳后见部分晶状体赤道部(图5-2-2),这一区域的悬韧带已经断裂,所出现的症状取决于晶状体移位的程度。

【诊断要点】

1. 患儿身材瘦高(图5-2-3)或粗短,有明确的家族史。

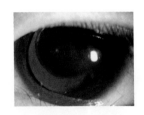

图 5-2-1 晶状体全脱位于前房

2. 双眼视力差,验光时发现每年的屈光度变化大,与眼轴和角膜曲率发育不吻合,常规光学矫正效果较差。

3. 体征:虹膜震颤、小瞳或扩瞳下可见晶状体半脱位或全脱位,眼底常伴近视改变。

4. 可合并视网膜脱离、继发性青光眼。

5. 马方综合征患儿心脏超声检查常可发现异常;同型胱氨酸尿症患儿血、尿中含同型胱氨酸。

【治疗原则】

1. 非手术治疗 对晶状体不全脱位,即小瞳下未见到晶状体赤道部者或屈光矫正可获得较好视力者,需密切随访。

2. 手术治疗 对晶状体全脱位、小瞳下可见晶状体赤道部不全脱位,以及引起严重并发症的脱位晶状体,均需及时手术治疗。

3. 手术方法 常采用晶状体切除＋前段玻璃体切除＋人工晶状体悬吊植入术。

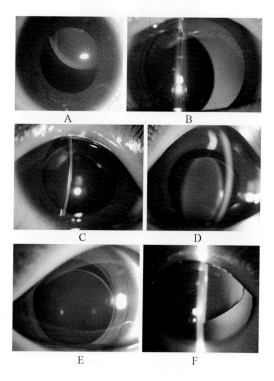

图 5-2-2 　晶状体半脱位

　　A. 颞上方半脱位；B. 颞侧半脱位；C. 脱位的
晶状体已接触到角膜；D. 半脱位的晶状体造成前
房变浅；E. 下方半脱位；F. 颞上方半脱位，可见下
方部分断裂的悬韧带

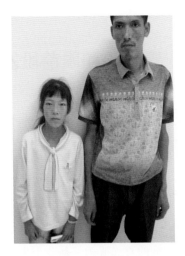

图 5-2-3　马方综合征患儿及其父亲(均瘦高、四肢细长)

第六章 青光眼和眼前段发育异常

第1节 先天性青光眼

先天性青光眼(congenital glaucoma)是胚胎期和发育期内眼球房角组织发育异常所引起的一类青光眼,多数在出生时已存在。

一、婴幼儿型青光眼

3岁以内发病的青光眼为婴幼儿型青光眼(infantile glaucoma)。

【诊断要点】

1. 特征性症状 畏光、流泪、眼睑痉挛(图6-1-1)。

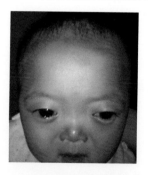

图6-1-1 先天性青光眼患儿畏光、流泪的表现

2. 角膜增大 小于1岁的患儿,如角膜横径>11mm,或在其他任何年龄,角膜直径>13mm者应高度

怀疑(图 6-1-2)。

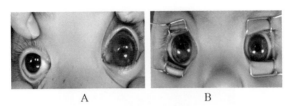

A B

图 6-1-2 先天性青光眼所致角膜扩张,俗称牛眼

A. 左眼;B. 双眼

3. 角膜出现雾状混浊或条纹状瘢痕(Haab's striae)
见图 6-1-3。

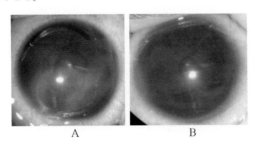

A B

图 6-1-3 各种形状的 Haab's striae

A. 环形;B. 不均匀线状

4. 眼底 C/D 值 可正
常或增大(图 6-1-4)。如角
膜混浊窥不进眼底,可行 B
超检查判断视神经凹陷情
况(图 6-1-5)。

5. 眼压增高 小于 1
岁 的 婴 儿 眼 压 低 于
10mmHg,1 岁以后眼压逐

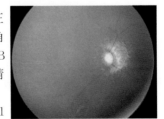

图 6-1-4 Retcam 眼底照相记
录的青光眼大视杯

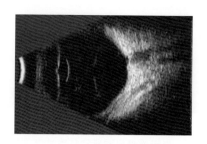

图 6-1-5 B 超显示视盘凹陷

渐接近成人水平。因此对于眼压为10～20mmHg 的婴儿要特别注意分析。另外,全麻下眼压可能降低,分析时也需注意。

6. 眼轴增长 超过正常年龄婴幼儿的眼轴长度具有诊断意义。

【鉴别诊断】

1. 角膜直径增大 与先天性大角膜鉴别。

2. 角膜混浊 与先天性角膜营养不良鉴别。

3. 畏光流泪 与睑内翻倒睫鉴别。

【治疗原则】

1. 手术治疗是根本,药物治疗是辅助。

2. 主要的手术方式有房角切开术、小梁切开术和(或)联合小梁切除术。

二、青少年型青光眼

青少年型青光眼(juvenile glaucoma)为 3～30 岁发病的青光眼,其发病与遗传有关。

【诊断要点】

1. 一般无症状,多数为偶然发现或近视增长速度过快,部分为有明显视功能损害时才就诊。

2. 眼压升高、眼底 C/D 值增大。

3. 视神经纤维层厚度变薄,视野出现青光眼损害。

【鉴别诊断】 与发展快的近视、高眼压症相鉴别。

【治疗原则】

1. 先给予眼局部抗青光眼药物治疗。

2. 如病变不能控制,则行手术治疗。

3. 主要的手术方式为小梁切除术。

三、合并其他眼部或全身发育异常的先天性青光眼

这一类青光眼伴有眼部其他先天异常,或全身其他器官的发育异常,多以综合征的形式显现。

(一)Peter 异常(Peter's anomaly)

【诊断要点】

(1)角膜中央先天性白斑(图 6-1-6)伴角膜后基质层和 Descemet 膜缺损(图 6-1-7),部分患者伴虹膜前粘连(图 6-1-7)或晶状体前粘连(图 6-1-8)和白内障。

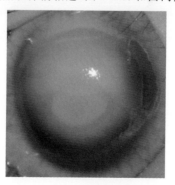

图 6-1-6　角膜中央白斑

(2)角膜白斑少有血管长入,周边角膜透明,但角膜缘常有巩膜化表现(图 6-1-9)。

(3)前房常较浅,80%的病例为双侧。

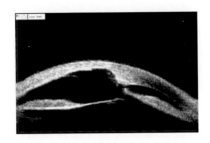

图 6-1-7　UBM 显示角膜后基质层缺损伴虹膜前粘连

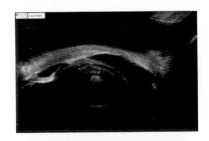

图 6-1-8　UBM 显示角膜后部缺损伴晶状体前粘连

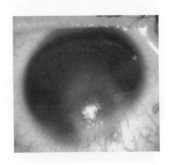

图 6-1-9　角膜形态不规则,下方白斑处角膜缘有巩膜化表现

（4）大多数为散发性病例，50％～70％可发生青光眼。

（二）Sturge-Weber 综合征（Sturge-Weber syndrome）

【诊断要点】

（1）其是一种先天性神经皮肤血管综合征，常累及皮肤、眼和脑。

（2）单眼（图 6-1-10A）或双眼（图 6-1-11）青光眼合并面部同侧上睑火焰状痣和（或）软脑膜异常血管。

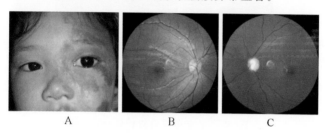

图 6-1-10　左侧 Sturge-Weber 综合征患儿

A. 左侧面部火焰状痣，上睑受累，眼球增大；B. 右眼正常橘红色眼底；C. 左眼视盘苍白凹陷，眼底较正常眼色红，为弥漫的脉络膜血管瘤

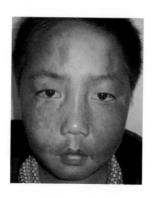

图 6-1-11　双侧 Sturge-Weber 综合征

（3）裂隙灯检查可见患眼虹膜色素重，巩膜表层血管扩张（图 6-1-12）。

（4）眼底检查可见弥漫性脉络膜血管瘤和继发于青光眼的视盘异常（图 6-1-10C）。

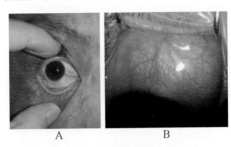

图 6-1-12　巩膜表层血管扩张

A. 患眼下方巩膜血管扩张；B. 患眼巩膜表层弥漫性血管扩张

(三)神经纤维瘤病 1 型(neurofibromatosis type 1,NF-1)

【诊断要点】

（1）其是一种常见的常染色体显性遗传的多系统疾病。

（2）单眼青光眼（图 6-1-13A）常伴同侧眼睑丛状纤维瘤（图 6-1-14A）、虹膜色素外翻（图 6-1-13B）、虹膜 Lisch 结节（图 6-1-14B）或视神经胶质瘤。

（3）躯干部皮肤有 cafe-au-lait 斑（图 6-1-13C），但可能直到 1 岁末时才出现。

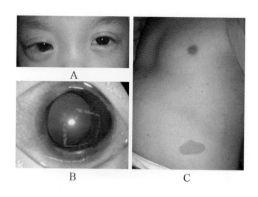

图 6-1-13 NF-1 患儿

A. 右眼青光眼所致眼球增大；B. 患眼瞳孔缘色素外翻；C. 躯干皮肤可见 cafe-au-lait 斑

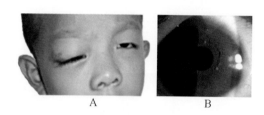

图 6-1-14 NF-1 患儿

A. 右眼上睑丛状纤维瘤伴眼球增大；B. 左眼虹膜 Lisch 结节

(四)先天性无虹膜(aniridia)

【诊断要点】

(1)其是一种常染色体显性遗传的双眼发育性异常。

(2)临床表现为眼球震颤和畏光。

(3)虹膜先天性缺失(图 6-1-15)，可见宽窄不一未发育的虹膜根部，至少有 50% 的患者发生青光眼。

(4)还可并发多种眼部异常，包括小角膜、虹膜发育不良、白内障、黄斑发育不良等异常或系统性病变。

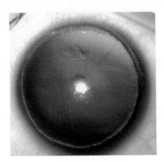

图 6-1-15　先天性无虹膜

(五)先天性巩膜化角膜(sclerocornea)

【诊断要点】

(1)先天性、非进行性、前期无炎症反应的角膜先天性发育异常。双眼常见,表现为不同程度的角膜混浊(图6-1-16)。

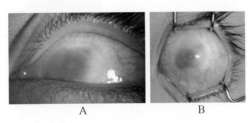

图 6-1-16　先天性巩膜化角膜

A. 伴明显的角膜扁平;B. 周边角膜混浊明显,中央稍透明

(2)眼部常合并 Peter 异常和扁平角膜。

(3)角膜异常会影响眼压的测量,需用 A/B 超辅助诊断。

【治疗原则】　治疗主要依靠手术,但预后不良。

第2节　继发性青光眼

继发性青光眼(secondary glaucoma)是指由于某些眼部或全身疾病或某些药物的不合理应用,干扰正常房水循环所导致的以眼压升高为特征的眼病。其常见原因有外伤、肿瘤、炎症、晶状体疾病、药物、眼部手术等,预后较差。

一、外伤性青光眼(traumatic glaucoma)

【诊断要点】

1. 外伤后前房积血(图 6-2-1)是继发性青光眼最常见的原因。

2. 持续大量的前房积血伴眼压增高会导致角膜血染(图 6-2-2)。

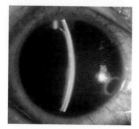 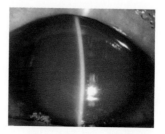

图 6-2-1　外伤性前房积血　　图 6-2-2　全前房积血致角膜血染

【治疗原则】

1. 少量前房积血可采取制动,局部和全身抗炎止血的保守治疗。

2. 大量前房积血会引起高眼压和角膜血染,可酌情考虑手术治疗。

二、肿瘤引起的青光眼(glaucoma in intraocular tumors)

【诊断要点】

1. 继发于肿瘤病变的儿童青光眼最常见的原发病是视网膜母细胞瘤,表现为患眼异常增大,瞳孔内出现白色反光(图 6-2-3)。

2. 眼球 B 超检查和眼眶 CT 检查可明确诊断。

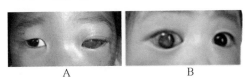

A   B

图 6-2-3 视网膜母细胞瘤所致眼球增大

A. 左眼球结膜明显充血;B. 右眼内见黄白色反光

【治疗原则】 病因治疗和对症处理。

三、炎症性青光眼(inflammatory glaucoma)

【诊断要点】

1. 最常见于慢性前葡萄膜炎(图 6-2-4),炎症可引起急性或慢性青光眼。

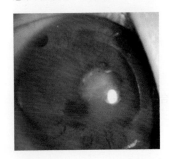

图 6-2-4 慢性前葡萄膜炎所致瞳孔广泛后粘连行 YAG 激光虹膜周切术后:颞上方 11 点钟位虹膜可见周切孔

2. 由于瞳孔全部后粘连导致房角急性关闭时,会继发急性闭角型青光眼。

3. 慢性的周边虹膜前粘连可引起慢性闭角型青光眼。

【治疗原则】

1. 治疗葡萄膜炎,并对症处理高眼压。

2. 对于瞳孔后粘连所致的瞳孔阻滞,可行虹膜 YAG 激光周切术。

3. 对于虹膜前粘连引起的青光眼,可行抗青光眼手术,但预后不好。

四、晶状体相关的青光眼(lens-related glaucoma)

【诊断要点】

1. 晶状体向前移位或完全脱位所导致的瞳孔阻滞和房角急性关闭。

2. 患晶状体异位的儿童(如高胱氨酸尿、Weill-Marchesani综合征、马方综合征)容易出现。

【治疗原则】 手术摘除脱位的晶状体。

五、无晶状体青光眼(aphakic glaucoma)

【诊断要点】

1. 发生在先天性白内障摘除术后,早期多为玻璃体嵌顿和瞳孔闭锁引起的闭角型青光眼,而远期多为无症状的开角型青光眼。

2. 青光眼发生的高风险因素包括白内障摘除手术时年龄小于 1 岁、风疹综合征、并发小眼球或小角膜等。

【治疗原则】

1. 对于早期的急性闭角型青光眼,可采用手术清除嵌顿的玻璃体进行治疗。

2. 对于晚期开角型青光眼,可以采取眼局部用药和常规抗青光眼手术治疗。

六、激素性青光眼(corticosteroid glaucoma)

【诊断要点】

1. 通常与眼局部或全身长期应用皮质类固醇激素有关,如过敏性结膜炎(图 6-2-5A,B)、前葡萄膜炎和肾病综合征等。

2. 易感者常在使用皮质类固醇后 2～6 周内表现出眼压升高,及时停药后眼压可恢复正常。如未及时停药,一旦造成青光眼损害,则病变不可逆。

3. 患儿通常无自觉症状,所以发现时多为晚期青光眼表现(图 6-2-5C,D,E)。

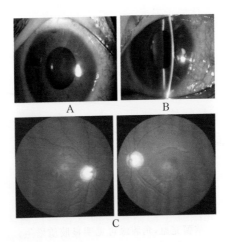

A

B

C

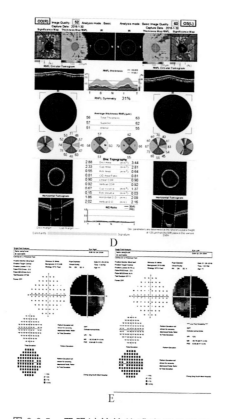

图 6-2-5　双眼过敏性结膜炎继发激素性青光眼患儿

A. 右眼结膜充血,角膜缘可见明显胶质增生,上方虹膜可见周切口;B. 左眼结膜充血,角膜缘可见明显胶质增生;C. 双眼视盘凹陷,色苍白;D. 双眼视盘周围神经纤维层明显萎缩;E. 双眼视野残存视岛

【治疗原则】

1. 对于必须要在眼局部或全身长期使用皮质类固醇激素的患儿,应告知家长用药后可能出现的并发症,并密切随访眼压。

2. 选择性激光小梁成形术治疗激素性青光眼疗效好,并可反复多次治疗。

3. 眼局部用药和激光术后不能控制眼压者,可行抗青光眼手术治疗。

第3节 其他眼前节发育异常

一、先天性瞳孔残膜(congenital residual membrane of pupil)

瞳孔残膜是胚胎时期晶状体表面的血管膜吸收不全所遗留的残迹,为常见的眼内先天性异常。

【诊断要点】

1. 残膜的形状分丝状和膜状,一端始于虹膜小环;另一端附着在对侧的虹膜小环外或晶状体前囊(图6-3-1)。

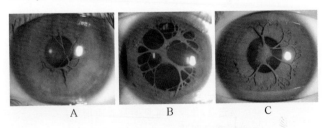

图 6-3-1 各种形状和大小的瞳孔残膜
A. 丝状;B. 网状;C. 片状

2. 另有完全附着在晶状体前表面的星状色素团或白色机化膜(图 6-3-2)。

【治疗原则】

1. 瞳孔残膜通常不影响视力和瞳孔活动,不需要治疗。

2. 对于影响视力的厚瞳孔残膜和遮盖瞳孔的机化膜,需行手术治疗(图 6-3-2D)。

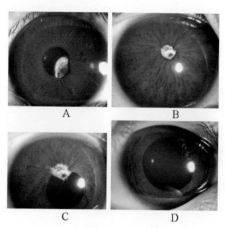

图 6-3-2　先天性瞳孔区机化膜

A. 小瞳下部分遮挡瞳孔;B. 小瞳下完全遮挡瞳孔;C. 扩瞳后见机化膜与瞳孔和晶状体前囊粘连;D. 图 A 患者术后表现

二、先天性虹膜囊肿(congenital iris cyst)

【诊断要点】

先天性虹膜囊肿分两型:虹膜色素上皮囊肿和虹膜基质内囊肿。可以发生在虹膜前后面、睫状冠部及扁平部。

1. 先天性虹膜基质囊肿　临床表现为虹膜表面有灰色或色素性肿物,囊肿逐渐增大,呈半透明状,前壁薄,可部分(图 6-3-3A)或完全(图 6-3-3B)遮挡瞳孔,严重时接触角膜内皮(图 6-3-3C)。

2. 虹膜色素上皮囊肿　常发生于虹膜后表面,一般较稳定,囊肿较小,不易发现。

【治疗原则】

1. 虹膜囊肿较小时,不遮挡瞳孔和接触角膜,无需治疗。

2. 明显遮挡瞳孔或接触角膜内皮的大虹膜囊肿,可行手术切除治疗(图 6-3-3D)。

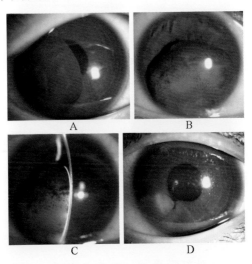

图 6-3-3　先天性虹膜基质囊肿

A. 囊肿遮挡部分瞳孔;B. 囊肿完全遮挡瞳孔;C. 囊肿壁几乎与角膜内皮相贴;D. 图 A 患者术后表现

三、圆锥角膜

圆锥角膜（keratoconus）是一种表现为局限性角膜锥样突起，伴突起区角膜基质变薄的先天性发育异常。常染色体显性或隐性遗传。

【诊断要点】

1. 双眼不对称性发病，视力进行性下降。

2. 裂隙灯下可见角膜中央或旁中央锥形扩张，角膜基质变薄区在圆锥的顶端最明显（图 6-3-4）。

3. 患眼下转时，角膜圆锥压迫下睑缘形成的角状皱褶即 Munson 征（图 6-3-5）。

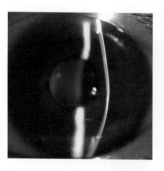

图 6-3-4　在裂隙灯下可见下方角膜基质变薄

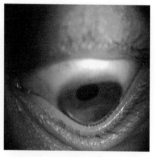

图 6-3-5　患眼下转时，锥体压迫下睑缘形成的角状皱褶即 Munson 征

4. 当后弹力层发生破裂时，角膜可出现急性水肿、视力明显下降。一般 6～8 周后，急性角膜水肿消退，遗留中央区角膜后弹力层不同程度的混浊瘢痕（图 6-3-6）。

5. 早期最有效的诊断方法为角膜地形图检查，提示角膜曲率不规则（图 6-3-7）。

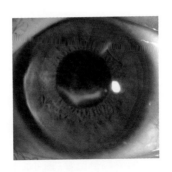

图 6-3-6　后弹力层破裂后遗留的中央区角膜线状瘢痕

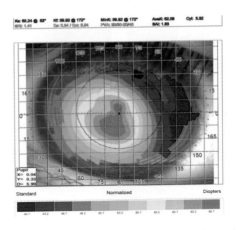

图 6-3-7　角膜地形图显示角膜曲率异常增高和不规则

【治疗原则】

1. 早期可配戴硬性角膜接触镜治疗。

2. 已引起明显角膜损害的圆锥角膜,需行角膜移植手术治疗。

第七章　玻璃体及视网膜病变

第 1 节　玻璃体视网膜的发育性异常

一、持续胚胎血管症（persistent fetal vasculature，PFV）

永存原始玻璃体增生症（persistent hyperplastic primary vitreous，PHPV）系胚胎期原始玻璃体退化不完全、持续增生所致的一种玻璃体先天异常，现建议用持续胚胎血管症（persistent fetal vasculature，PFV）这个名称。

【诊断要点】

1. 出生后发现，多见于足月儿，无吸氧史、母妊娠期无异常病史。

2. 90％为单眼发病，以白瞳症为常见症状。

3. 常见眼部表现

（1）有一条索状组织从视神经乳头发出延伸至晶状体后为其典型体征（图 7-1-1）。

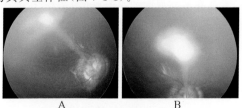

图 7-1-1　持续胚胎血管症

A. 可见条索状组织自视乳头发出，止于晶状体后表面；B. 晶状体后表面可见混浊

（2）分为前部型和后部型，也可同时存在。前部型可见小眼球、浅前房、小晶状体，通过瞳孔可见拉长的睫状突及瞳孔区白色反光、晶体后膜状物（图 7-1-2），可引起不断发展的白内障、青光眼。残存玻璃体动脉的纤维血管增生可导致视盘和视网膜的结构异常，称为后部型。严重患者可见黄斑皱褶、牵引性视乳头隆起及牵引性视网膜脱离（图 7-1-3）。

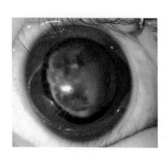 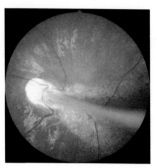

图 7-1-2　前部型 PFV 晶状体后膜状物（合并出血），并可见拉长的睫状突

图 7-1-3　后部型 PFV 导致的牵引性视乳头隆起、视网膜皱襞

（3）常存在不同程度的小眼球（图 7-1-4），可伴斜视、眼球震颤等先天异常。

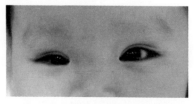

图 7-1-4　PFV 所致右眼小眼球

　　(4)B超　显示由视乳头发出向晶状体后延伸,在玻璃体腔内呈条索状(图7-1-5),彩色超声多普勒可显示条索内动脉血流成分。

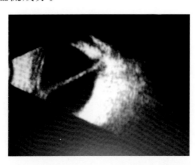

图7-1-5　B超显示在玻璃体腔内呈条索状中低回声,自视乳头发出,视盘巨大凹陷(该患儿同时合并牵牛花综合征)

【鉴别诊断】
　　1.后极性白内障　B超玻璃体腔内无异常回声。
　　2.早产儿视网膜病变　有早产及低体重的病史,多双眼发病。
　　3.家族性渗出性玻璃体视网膜病变　有家族性,双眼发病,后极部视网膜血管拉直,颞侧周边视网膜可见无血管区。
　　4.视网膜母细胞瘤　多发生于3岁以内。B超或CT检查可见眼内实质性肿块并伴有钙化,但不伴小眼球。继发性青光眼时甚至可能出现眼球增大。
　　【治疗原则】　根据病变部位决定是否手术治疗,可行的手术包括:清除视轴上的混浊(如白内障),玻璃体切割手术解除导致牵引性视网膜或睫状体的增殖膜,若存在青光眼行抗青光眼治疗。

二、先天性缺损综合征

先天性缺损综合征（coloboma syndrome）是一类由视杯胚裂闭合不全引起的发育异常，主要累及虹膜、视网膜和脉络膜。

【诊断要点】

1. 有家族史，呈不规则显性遗传，也可为散发性。

2. 常单眼发病，双侧者少见。

3. 由于胚胎发育中胚裂位于鼻下方，缺损部位常位于此。

4. 主要表现为眼底见与正常视网膜分界清晰的白色区域（巩膜）（图 7-1-6）。

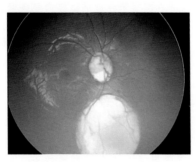

图 7-1-6　视网膜脉络膜缺损

视乳头下方呈白色区域，脉络膜缺失，裸露白色巩膜，表面可见含有退化血管的视网膜薄膜覆盖于巩膜上，边界清晰

5. 缺损向后可延伸至视神经乳头，向前可累及虹膜、睫状体和悬韧带（图 7-1-7，图 7-1-8）。

6. 缺损边缘可能出现视网膜裂孔，导致视网膜脱离。

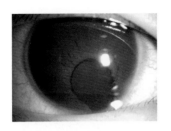

图 7-1-7 鼻下方虹膜缺损、瞳孔移位

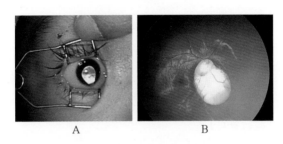

A B

图 7-1-8 先天性缺损综合征

A. 前部可见下方虹膜缺如；B. 眼底视盘下方可见类圆形脉络膜视网膜大片缺失，在缺损区边缘正常视网膜脉络膜间可见色素带

7. 未累及视乳头、黄斑患儿无明显症状，但部分患者视力严重障碍，甚至完全丧失，并伴有眼球震颤。

【治疗原则】 随访观察，如有屈光不正，可行屈光矫正；如后期出现视网膜脱离，则可行玻璃体视网膜手术。

第 2 节 视神经的先天异常

【概述】 视盘的异常多合并中枢神经系统的异常和

遗传性疾病,了解视盘异常的诊断和分类对临床有很大帮助。双眼视盘先天性异常可导致视力下降和眼球震颤,单眼异常可表现为知觉性内/外斜视。

【诊断要点】

1. 详尽的妊娠史、分娩史和发育史。

2. 全面的眼部检查。

3. 神经系统检查。

4. 必要的眼科辅助检查。

5. 实验室检查。

【治疗原则】

1. 治疗基本的神经系统疾病和全身疾病。

2. 矫正屈光不正。

3. 弱视治疗。

一、有髓神经纤维(myelinated nerve fibres)

【诊断要点】

1. 髓鞘形成越过筛板,分布在视网膜上。

2. 主要表现为神经纤维层内走形(常见从乳头边缘向外扩展)的白色羽毛状条纹(图 7-2-1,图 7-2-2)。

3. 除非黄斑受累,一般视力不受影响。

4. 生理盲点往往相应扩大。

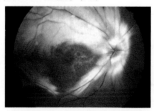

图 7-2-1 有髓神经纤维

右眼视乳头边界不清,可见盘沿边缘向外扩展的白色羽毛状条纹

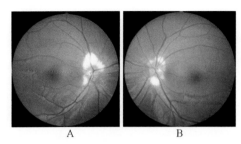

图 7-2-2 双眼有髓神经纤维

A. 右眼视盘上方、鼻上方和下方呈白色有光泽的羽毛状斑块;B. 左眼视盘上方、下方也呈白色有光泽的羽毛状斑块

二、视神经发育不良(optic nerve hypoplasia)

【诊断要点】

1. 眼底表现为视乳头小、色苍白、圆形或椭圆形、生理凹陷不见或很小(图 7-2-3)。乳头周围可有黄白色外晕包绕,形成"双环征"(图 7-2-4)。

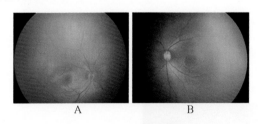

图 7-2-3 视神经发育不良

A. 右眼视乳头小,生理凹陷未见;B. 左眼为同一患儿正常眼

2. 常有视力及视野的异常。

3. 可伴有小眼球、斜视、眼球震颤、虹膜脉络膜缺损等眼部异常。

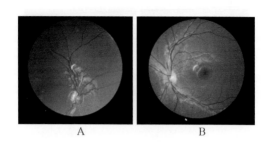

A　　　　　　B

图 7-2-4　视神经发育不良

　　A. 右眼视乳头小,色白,周围可见黄白色晕包绕;B. 左眼为同一患儿正常眼

4. 全身可有内分泌和中枢神经系统异常。

三、牵牛花综合征(morning glory anomaly)

【诊断要点】

1. 大多为单侧发病。

2. 大部分患儿自幼视力不佳,常伴有知觉性斜视。

3. 眼底明显增大的视乳头伴漏斗状凹陷,凹陷底部被绒毛状或不透明白色胶质组织充填,外周有与之呈同心圆的脉络膜视网膜萎缩区;视网膜血管自视盘中央呈辐轮状发出,血管分支走形平直,无法分清动静脉,形态犹似一朵盛开的牵牛花(图 7-2-5)。

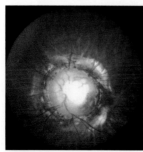

图 7-2-5　牵牛花综合征

　　眼底可见大视盘伴漏斗形凹陷,周围有环形的脉络膜视网膜色素沉着,血管分支增多

4. B超显示视盘部位大凹陷(图7-2-6)。

【鉴别诊断】 视乳头旁葡萄肿:视乳头无明显增大。

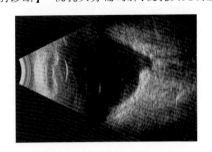

图7-2-6 牵牛花综合征

B超:视盘部位向后,深大类梯形的凹陷

四、视乳头玻璃疣(optic disc drusen)

【诊断要点】

1. 常青少年时期发病,大部分为双眼发病。

2. 埋藏型表现为视盘隆起、盘沿圆齿状、无生理性视杯(图7-2-7);常见血管形态异常。暴露型通常位于视盘表面,呈苍白、不规则珍珠样改变。

3. 可并发视盘新生血管、视盘附近新生血管膜出血。

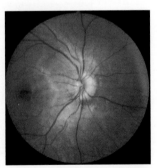

图7-2-7 埋藏型视乳头玻璃疣

视盘隆起,无生理性视杯

4. 辅助检查

(1)荧光造影:注射荧光染料前可见自发荧光,之后出现逐渐增强的高荧光,不伴渗漏(图7-2-8)。

(2)B超:高回声反射(图7-2-9)。

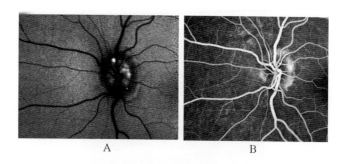

图 7-2-8 视乳头玻璃疣(1)

A. 自发荧光,视乳头呈桑葚样高荧光;B. 眼底荧光造影后视乳头鼻、颞侧相应处高荧光,不伴荧光渗漏,视盘盘沿后期荧光着染

(3)视野可见中心暗点或视野缺损(图 7-2-10)。

(4)CT:提示钙化。

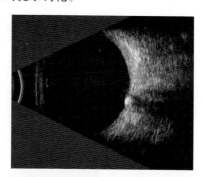

图 7-2-9 视乳头玻璃疣(2)

B超:提示视乳头隆起,其后可见团点状高回声反射

【鉴别诊断】 真性视乳头水肿:有其他病因,眼底荧光造影晚期可见视乳头高荧光伴明显渗漏。

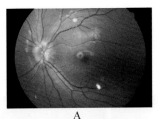

A

B

图 7-2-10　视乳头玻璃疣(3)

A. 左眼视乳头边界模糊,中央色红,周围色淡,视盘发出的血管未见明显迂曲;B. 该患儿的视野提示生理盲点扩大

五、视盘小凹(optic disc pit)

【诊断要点】

1. 常单眼发病。

2. 视盘中见一圆形或卵圆形凹陷,色浅或呈灰色,常位于颞侧(图 7-2-11)。

3. 部分患儿可伴有浆液性视网膜脱离(图 7-2-12)。

4. 视野缺损常见,与青光眼表现类似。

【鉴别诊断】　与青光眼的

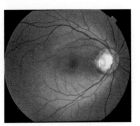

图 7-2-11　视盘小凹

彩照可见视盘的颞侧有一卵圆形小凹陷

视盘凹陷鉴别。

【治疗原则】 未合并视网膜脱离无需特殊治疗。伴有后极部视网膜浆液性脱离的患儿可采用激光光凝视盘小凹边缘。

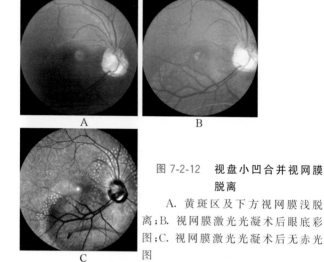

图 7-2-12 视盘小凹合并视网膜脱离

A. 黄斑区及下方视网膜浅脱离；B. 视网膜激光光凝术后眼底彩图；C. 视网膜激光光凝术后无赤光图

六、视盘周围葡萄肿（peripapillary staphyloma）

【诊断要点】

1. 散发，常单眼发病。

2. 正常大小的视盘位于一个深陷的底部，周围环绕的脉络膜视网膜萎缩（图 7-2-13）。

3. 患眼视力低下，可伴视网膜脱离。

4. 很少伴其他眼部先天性异常或全身异常。

【鉴别诊断】 与牵牛花综合征鉴别。

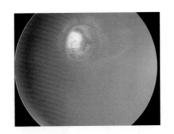

图 7-2-13　视盘周围葡萄肿

视盘位于深凹陷处,大小正常,周围脉络膜萎缩,可见色素沉着

第 3 节　早产儿视网膜病变

早产儿视网膜病变(retinopathy of prematurity,ROP)是一种因未成熟视网膜血管异常增殖导致早产儿、低体重儿视力严重丧失的疾病。

【诊断要点】

1. 多发生于妊娠 32 周以下早产儿、出生体重不足1500g 低体重儿、有吸入高浓度氧史的早产儿或发育迟缓的低体重儿。

2. 多为双眼发病,与性别无关。

3. 活动期病变眼后节的体征按照国际 ROP 分类法,先分区(图 7-3-1),后按严重程度分期,最后确定各期累及的范围(表 7-3-1)。

4. 附加病变("Plus"病变):指后极部至少 2 个象限出现视网膜血管扩张迂曲(严重者出现瞳孔不能散大、虹膜血管高度扩张),存在时用"+"表示,提示活动期病变的严重性(图 7-3-6)。

5. 急进型后极部 ROP:发生在后极部,通常位于 Ⅰ区,其特征为进展迅速,常累及 4 个象限,有严重的附加病变(图 7-3-7)。

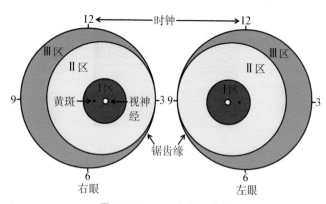

图 7-3-1　ROP 分区示意图

表 7-3-1　ROP 国际分类法（ICROP）

部位

Ⅰ区	以视盘为中心,视盘至黄斑 2 倍的距离为半径的圆形区域
Ⅱ区	以视盘为中心,视盘至鼻侧锯齿缘为半径画圆,Ⅰ区以外的环形区域
Ⅲ区	Ⅱ区以外的颞侧新月形区域

范围

依顺时针方向（1～12 点钟）所在的钟点位置来表示视网膜病变范围

分期

1 期	在颞侧周边有血管区和无血管区之间出现分界线（图 7-3-2）
2 期	分界线处呈嵴样隆起（图 7-3-3）
3 期	嵴上发生视网膜血管扩张,伴纤维组织增殖（图 7-3-4）
4 期	纤维血管增殖发生牵引性视网膜脱离（图 7-3-5）
4A	未累及中心凹
4B	累及中心凹
5 期	视网膜发生全脱离

6. 阈值前病变　病变即将进入需要治疗的阶段,应密切随访。

7. 阈值病变　Ⅰ区或Ⅱ区的 3 期病变累及连续 5 个相邻钟点或累计 8 个钟点以上的区域,并出现"Plus"病变者必须治疗。

8. ROP 的筛查　我国目前初步建议筛查标准如下:

(1)体重<2000g,胎龄<32 周。

(2)高危因素早产儿:体重<2200g,胎龄<34 周。

(3)首次眼底检查可以在出生后 4～6 周或矫正胎龄 31～32 周开始。

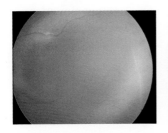

图 7-3-2　ROP Ⅲ区 1 期
颞侧周边视网膜无血管区与有血管组织之间,有一细而明亮的分界线

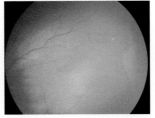

图 7-3-3　ROP Ⅲ区 2 期
颞侧周边视网膜嵴状隆起

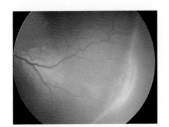

图 7-3-4　ROP Ⅱ区 3 期
视网膜嵴上纤维血管组织增殖,增殖组织从视网膜面垂直延伸至玻璃体腔

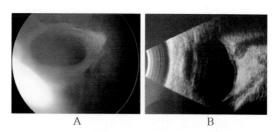

图 7-3-5　ROP 4 期

A. 增殖膜牵拉,视网膜脱离；B. 该患儿 B 超可见部分视网膜

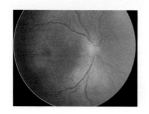

图 7-3-6　ROP"Plus"病变
后极部视网膜各象限血管扩张和扭曲

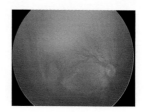

图 7-3-7　急进型 ROP

Ⅰ 区出现显著的"Plus"病变及边界不清楚的视网膜病变,进展迅速,下方可见新生血管膜及出血

【鉴别诊断】　与家族性渗出性玻璃体视网膜病变鉴别。

【治疗原则】

1. 妊娠期进行良好的护理和治疗是减少早产儿出生的根本手段,积极治疗早产儿的全身疾病可显著降低 ROP 的发生率及严重病例的发生。

2. 定期筛查是早期发现 ROP 病变的有力措施。

3. 对于阈值病变应尽快行冷冻或激光治疗是控制病情的有效措施(图 7-3-8)。

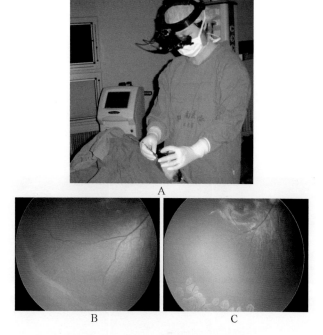

图 7-3-8　早产儿视网膜病变激光治疗

A. 间接眼底镜下行激光治疗;B. 治疗前可见颞下方嵴上的新生血管膜形成;C. 激光治疗后见视网膜嵴和新生血管膜均消退

4. 对于进一步发展至视网膜脱离的患儿可行扣带术或玻璃体手术治疗。

5. 玻璃体腔注射抗新生血管药物有一定疗效,但长期的有效性和安全性仍需进一步观察。

第4节　遗传性视网膜病变

一、家族性渗出性玻璃体视网膜病变(familial exudative vitreoretinopathy，FEVR)

【诊断要点】

1. 多有家族史,是常染色体显性遗传。

2. 常无早产、吸氧或呼吸系统疾病史。

3. 双眼发病,但病变程度可不对称。

4. 病情严重程度表现差异大,典型表现为颞侧周边视网膜血管走行笔直,呈毛刷样改变,可见毛细血管无灌注区(图7-4-1)。

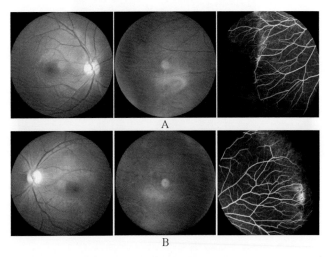

图 7-4-1　FEVR 患儿母亲眼底图

双眼后极部视网膜未见明显异常,颞侧眼底周边视网膜色晦暗,造影可见周边视网膜血管平直,呈毛刷样改变,末梢血管荧光可见轻微渗漏,周边可见无灌注区

5. 晚期可出现纤维血管组织增生及视网膜渗出,纤维血管可发生收缩导致视盘牵引、黄斑皱褶及视网膜脱离(图 7-4-2)。

6. 儿童病变严重者可出现斜视或白瞳(图 7-4-3)。

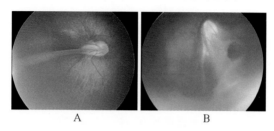

| A | B |

图 7-4-2 FEVR 患儿双眼眼底图

纤维血管组织收缩牵拉视乳头、视网膜;A. 右眼向颞侧牵拉成皱襞;B. 左眼下方伴牵引性视网膜脱离

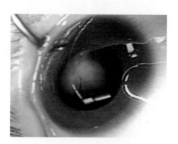

图 7-4-3 FEVR 所致白瞳

【鉴别诊断】 与持续胚胎血管症(PFV)鉴别。

【治疗原则】 如病变区未出现新生血管,则随访观察;如出现新生血管,酌情行视网膜冷凝或光凝治疗;如已经出现增殖牵引视网膜所致的各种并发症,可行玻璃体手术治疗。

二、Leber 先天性黑矇(Leber congenital amaurosis)

【诊断要点】

1. 常染色体隐性遗传。

2. 出生后早期发现视力严重丧失。

3. 主要表现为眼球震颤、斜视。

4. 查体:瞳孔对光反应减弱、消失。早期眼底可基本正常,后期可见视网膜色素性颗粒样改变、黄斑缺损样萎缩(图 7-4-4),还可能有视乳头苍白、小动脉变细及色素改变。

5. 患儿常伴有高度远视,年长儿童可伴有白内障和圆锥角膜。

6. 典型电生理 ERG 为微波或熄灭型(图 7-4-5)。

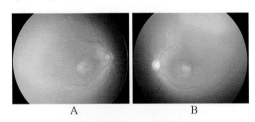

图 7-4-4　Leber 先天性黑矇

左眼视神经苍白,双眼视网膜缺少湿润光泽,颜色晦暗,黄斑区盘状萎缩,色素沉积,裸露硬化脉络膜大血管走形(A. 右眼;B. 左眼)

【鉴别诊断】 先天性静止性夜盲:完全型先天性静止性夜盲的 FERG 暗适应 b 波呈熄灭型,明适应视锥反应正常;不完全型先天性静止性夜盲的 FERG 暗适应 b 波反应降低但不熄灭,明适应视锥反应也有一定降低。

【治疗原则】 目前尚无有效治疗方法。

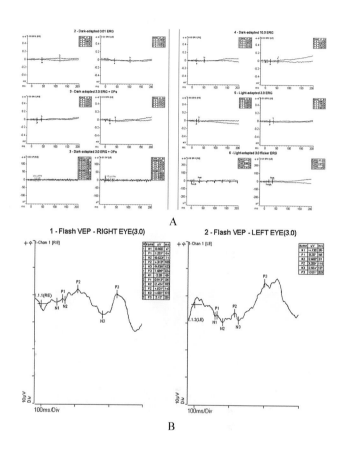

图 7-4-5 Leber 先天性黑矇患儿电生理结果

A. 双眼标准 FERG 各波形均呈熄灭型；B. 双眼 FVEP 的 P2 波波幅明显降低

三、视网膜色素变性（retinitis pigmentosa）

一种弥漫性视网膜营养不良，在临床和遗传上可分为多种类型；最初主要影响视杆细胞，后期视锥细胞也发生退行性病变。

【诊断要点】

1. 可为散发、常染色体显性遗传或性连锁隐性遗传，为感光细胞-色素上皮复合体的原发性异常。

2. 常染色体显性遗传者在青少年时视力大部分正常，性连锁遗传或常染色体隐性遗传者出生后早期就有中心视力下降。

3. 夜盲为最常见症状。

4. 典型三联征：视网膜动脉变细、视网膜骨细胞样色素沉着、视盘蜡样苍白（图 7-4-6），但早期阶段可能不出现或不完全出现（图 7-4-7）。

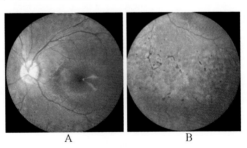

A   B

图 7-4-6　视网膜色素变性（1）

A. 视盘蜡黄、视网膜血管细、除黄斑区外的视网膜颜色青灰，RPE 萎缩，部分脉络膜血管硬化；

B. 中周部及周边部可见视网膜骨细胞样色素沉着

5. 可伴有白内障、黄斑囊样水肿等（图 7-4-7C）。

6. ERG：早期暗适应反应下降，后期明适应随之下降，最终 ERG 熄灭（图 7-4-7D）。

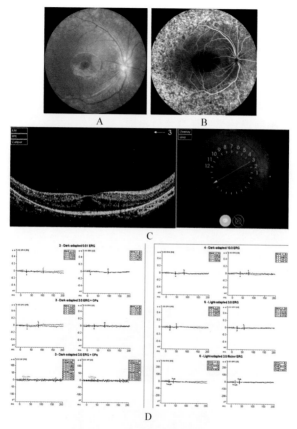

图 7-4-7　视网膜色素变性(2)

A. 视乳头边界不清,视网膜色晦暗、血管细,视网膜周边可见色素上皮萎缩、紊乱的色素沉积、黄斑局部反光增强,中心凹反光未见;B. 荧光造影显示周边视网膜广泛窗样缺损,未见明显渗漏,黄斑区背景荧光暗,正常拱环结构未见;C. 黄斑 OCT 区反射疏松,显示中心凹下低反射区,神经上皮层外层结构缺失;D. FERG 显示双眼明暗和最大混合反应均呈熄灭型

7. 视野：中周部环形暗点，向周边及中央扩散。

【鉴别诊断】

1. Usher 综合征。

2. Battern 综合征。

【治疗原则】 目前尚无有效治疗方法。定期随访眼部情况，若出现黄斑囊样水肿、白内障，可进行针对性治疗。不同遗传类型视力预后不同。

四、X 连锁青少年型视网膜劈裂(congenital reti-noschisis)

【诊断要点】

1. 双眼发生的遗传性疾病，致病基因位于 X 染色体短臂远端。

2. 眼底主要表现为黄斑中心凹劈裂(图 7-4-8)；周边视网膜劈裂位于视网膜神经纤维层，多位于下方，可伴发玻璃体积血、视网膜脱离(图 7-4-9)。

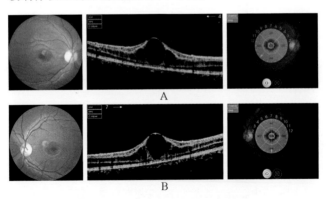

图 7-4-8 X 连锁青少年型视网膜劈裂

双眼眼底可见中心凹劈裂，黄斑星状改变；OCT 可见黄斑中心凹下及旁中心凹下视网膜神经纤维层、视网膜内核层及外核层间分离呈桥状连接(A. 右眼；B. 左眼)

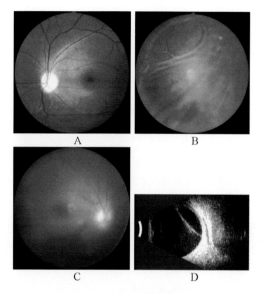

图 7-4-9　双眼视网膜劈裂

A. 左眼下方可见视网膜劈裂；B. 下方周边视网膜隆起呈薄纱样，视网膜层间分离；C. 右眼合并玻璃体积血；D. 右眼 B 超显示玻璃体内密集中低回声，视网膜层间分离较高，未见后运动

3. 眼底荧光造影未见黄斑区荧光渗漏（图 7-4-10）。

4. 电生理典型表现为选择性的 b 波消失。

【鉴别诊断】

1. 弱视　单纯的黄斑劈裂在早期不容易被发现，需与弱视相鉴别。

2. 视网膜脱离　B 超显示全层视网膜脱离。

【治疗原则】　静止病变一般无需特殊治疗，定期观察；若玻璃体少量出血，可对症处理观察；若大量玻璃体积血伴增殖或孔源性视网膜脱离时，行玻璃体视网膜手术治疗。

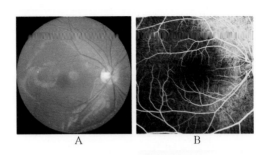

图 7-4-10 右眼视网膜劈裂

A. 右眼黄斑星状改变；B. 眼底荧光造影未见黄斑区高荧光

五、视锥细胞营养不良（progressive cone dystrophy）

【诊断要点】

1. 主要为常染色体显性遗传，偶有常染色体隐性遗传，主要影响视锥感光系统。

2. 常见症状为双眼进行性视力下降、畏光、辨色困难和中心视野缺损。

3. 眼底早期表现为后极部色素点状分布伴弥漫性色素颗粒（图 7-4-11）；晚期为典型的"牛眼"样色素上皮

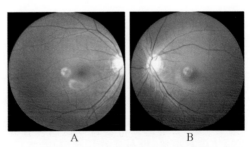

图 7-4-11 视锥细胞营养不良眼底图

双眼黄斑区色素点状分布（A. 右眼；B. 左眼）

萎缩,中央为圆形不连续的萎缩区域。

4. 视网膜电图:明视闪光 ERG 与明视闪烁 ERG 表现为明视反应降低或消失,暗视 ERG 通常正常(图7-4-12)。

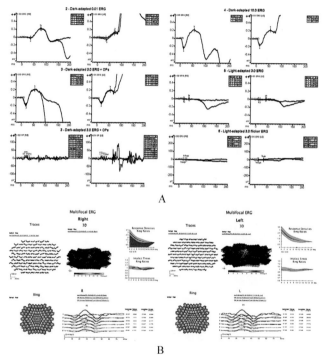

A

B

图 7-4-12 视锥细胞营养不良电生理

A. 明视闪光 ERG 表现为反应降低或消失,暗视 ERG 基本正常;B. mfERG 显示 1~6 环反应低平

5. 荧光造影:自发荧光见黄斑区斑驳样高荧光(图7-4-13);造影晚期出现"牛眼"样改变时表现为中央低荧光,周围高荧光。

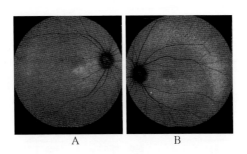

图 7-4-13　视锥细胞营养不良自发荧光
黄斑区斑驳样高荧光（A. 右眼；B. 左眼）

【鉴别诊断】

1. Stargardt 病　FERG 检查可鉴别。

2. Leber 先天性黑矇　发病早,患儿视力差,多伴眼球震颤。

【治疗原则】　目前尚无有效的治疗方法。

六、Coats 病(Coats disease)

【诊断要点】

1. 多 10 岁前单眼发病,男女比例约为 3:1。

2. 常表现为白瞳、视力下降、斜视或眼球红痛。

3. 以视网膜毛细血管异常并伴有脂质渗出为特征(图 7-4-14)。

4. 早期以周边视网膜毛细血管扩张为主,后期可引起渗出性视网膜脱离(图 7-4-15)和继发性青光眼(图 7-4-16)。

5. 眼底荧光造影:视网膜动脉瘤样扩张、视网膜毛细血管无灌注(图 7-4-17A)。

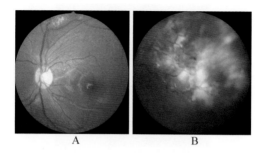

A   B

图 7-4-14 左眼 Coats 病眼底图

A. 视网膜后极部、黄斑区少量渗出；B. 颞上方周边见视网膜血管扩张、迂曲,网膜下大量黄白色渗出

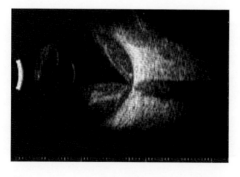

图 7-4-15 Coats 病合并渗出性视网膜脱离

B超可见与视盘相连的"V"字形膜状回声,其后见密集点状中低回声

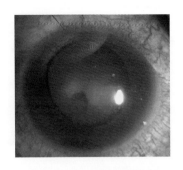

图 7-4-16　Coats 病所致继发性青光眼
结膜混合充血,角膜混浊、
水肿,前房少量积血,瞳孔区黄
白色反光

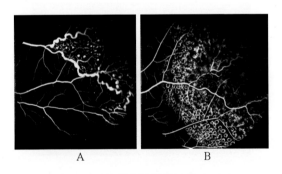

A　　　　　　　B

图 7-4-17　Coats 病的眼底荧光造影
A. 视网膜周边血管迂曲增粗、瘤样膨大、视网
膜毛细血管无灌注;B. 激光治疗后 3 个月可见病变
血管迂曲、增粗改善,瘤样膨大消失,无灌注区可见
激光斑

【鉴别诊断】

1. 视网膜母细胞瘤。

2. PFV。

【治疗原则】　早期病变可行视网膜光凝或冷凝治疗异常血管和无灌注区,密切随访,可能需要多次治疗(图7-4-17B)。晚期病变伴严重视网膜脱离时可考虑玻璃体视网膜手术治疗。继发性青光眼时可行睫状体光凝或冷凝术。

七、遗传性黄斑营养不良(Stargardt 病)

1. 多为常染色体隐性遗传,也有显性遗传报道。

2. 常 20 岁以前双眼发病。

3. 早期中心视力轻度下降,后期视力明显减退。

4. 早期眼底改变为黄斑中心凹反光消失,逐渐出现特征性(位于视网膜色素上皮层)分散的黄色斑点,进一步发展为黄斑周围视网膜色素上皮点状萎缩区,呈"铜锤"状椭圆形病灶,周围可环绕斑点(图 7-4-18)。

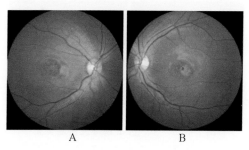

图 7-4-18　Stargardt 病眼底图

双眼黄斑中心凹反光消失,视网膜色素上皮点状萎缩,呈"铜锤"状椭圆形病灶,周围散在黄色斑点(A. 右眼;B. 左眼)

5. 辅助检查

(1)眼底造影:脉络膜淹没征,多发的、不与斑点精确吻合的不规则高荧光点和黄斑窗样缺损性高荧光(图7-4-19);自发荧光可见病变部位对应的低荧光,周围见点状高荧光(图7-4-20);

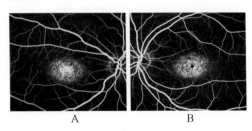

图 7-4-19 Stargardt 病眼底造影

脉络膜背景荧光暗,黄斑窗样缺损性高荧光,后极部斑驳点状高低荧光交织(A. 右眼;B. 左眼)

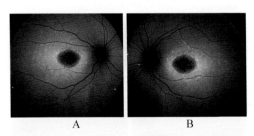

图 7-4-20 Stargardt 病眼底自发荧光

显示黄斑区椭圆形低自发荧光,周围可见散在斑点状高自发荧光(A. 右眼;B. 左眼)

(2)视网膜电图:明视反应正常或轻微异常,暗视反应正常,黄斑区功能下降(图7-4-21)。

(3)视野:中心视野缩小和环形暗点。

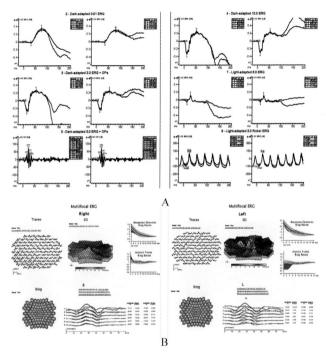

图 7-4-21　Stargardt 病电生理

A. FERG 明暗适应反应基本正常；B. mfERG：1～6 各环
反应降低

（4）色觉：轻微红绿色觉损害。

（5）眼电图：早期正常，后期低于正常。

【鉴别诊断】

1. 视锥细胞营养不良。

2. X 连锁青少年型视网膜劈裂。

【治疗原则】　目前尚无有效方法，可进行低视力康
复训练。

八、白化病(albinism)

【诊断要点】

1. 常有家族史,多为常染色体隐性遗传。

2. 仅眼部受累,称为眼白化病;累及皮肤和眼,则称为眼皮肤白化病。

3. 常见症状:视力不佳、畏光。

4. 常见体征:毛发色淡(图7-4-22),虹膜色淡(图7-4-23),眼底检查见广泛脱色素,黄斑中心凹结构不清(图7-4-24、图7-4-25)。

5. 常伴黄斑发育不良(图7-4-26)、眼球震颤。

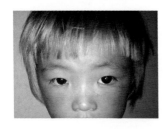

图 7-4-22　眼皮肤白化病患
儿外观图
　　眉毛、发色黄,皮肤发白,虹膜浅棕色

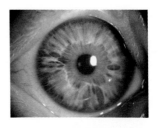

图 7-4-23　眼皮肤白化病患
儿虹膜脱色素

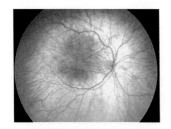

图 7-4-24　婴儿白化病眼底
　　眼底色素显著减少,后极部视网膜下脉络膜大血管清晰可见,呈无规则分布

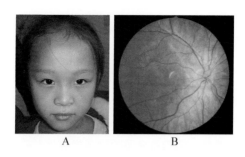

图 7-4-25 不完全白化病

A. 头发呈褐色；B. 双眼眼底色红润，脱色素少，但黄斑中心凹发育不良

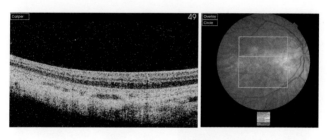

图 7-4-26 白化病黄斑发育不良

OCT 未见正常黄斑凹陷，中心凹厚度较正常厚，可见持续存在的外从状层、内核层、内从状层、节细胞层和神经纤维层

【鉴别诊断】

1. 无脉络膜症。

2. 回旋状脉络膜视网膜萎缩。

【治疗原则】 矫正存在的屈光不正和治疗弱视。可配戴深色眼镜减轻畏光症状，治疗伴发的斜视、眼球震颤。

第5节 儿童视网膜脱离

一、孔源性视网膜脱离(rhegmatogenous retinal detachment)

【诊断要点】

1. 儿童视网膜裂孔常见原因为发育性和外伤性。

2. 进行性视野缺损,伴眼前黑影飘动或闪光感,波及黄斑时出现视力下降或视物变形。

3. 视网膜灰白色隆起,可查到视网膜裂孔(图 7-5-1,图 7-5-2)。

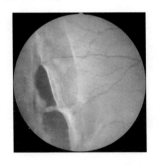

图 7-5-1 **孔源性视网膜脱离(1)**

视网膜灰白色隆起,可见两处较大裂孔

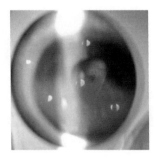

图 7-5-2 **孔源性视网膜脱离(2)**

三面镜检查见晶状体后视网膜隆起,可见裂孔

4. 可伴有玻璃体内色素细胞,低眼压。

5. 脱离时间长者表现为视网膜僵硬、视网膜表面固定皱褶或网膜下线状、网状纤维条索形成。

6. B超显示玻璃体腔内可见与视乳头相连的异常回声光带(图 7-5-3)。

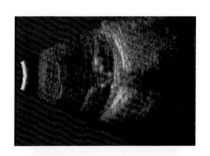

图 7-5-3　**孔源性视网膜脱离(3)**
B 超提示视网膜脱离

【鉴别诊断】

1. 视网膜劈裂。

2. 渗出性视网膜脱离。

【治疗原则】　封闭裂孔,手术复位视网膜。儿童玻璃体后脱离困难,增殖力强,网膜复位率较成人低。

二、渗出性视网膜脱离(exudative retinal detachment)

【诊断要点】

1. 无视网膜裂孔,因视网膜内或视网膜下渗出的液体造成视网膜隆起。

2. 常见病因为 Coats 病、视网膜母细胞瘤等。

3. 有时会出现波动性视力下降。

4. 视网膜圆顶状隆起,视网膜下液可随体位变动而具有一定的流动性(图 7-5-4)。

【鉴别诊断】　孔源性视网膜脱离。

【治疗原则】　积极寻找病因,病因治疗。

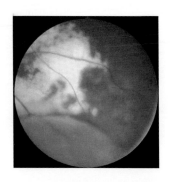

图 7-5-4　Coats 病引起的渗出性视网膜脱离
下方视网膜圆顶状隆起

三、牵拉性视网膜脱离(tractional retinal detachment)

1. 主要见于外伤和先天性玻璃体视网膜病变。

2. 主要因玻璃体出血机化或玻璃体视网膜增殖性病变的收缩及瘢痕的牵拉引起视网膜脱离。

3. 早期一般无裂孔,晚期牵拉可将视网膜撕裂而继发裂孔性视网膜脱离。

4. 查体:视网膜隆起,周围可见增殖机化条带或机化膜牵引(图 7-5-5)。

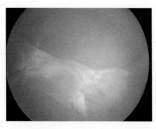

图 7-5-5　外伤性玻璃体积血引起的牵引性视网膜脱离

【鉴别诊断】　孔源性视网膜脱离。

【治疗原则】　玻璃体视网膜手术解除牵引,复位视网膜。

第八章　儿童眼肿瘤眼眶病

第 1 节　结膜、角膜及眼睑肿瘤

一、结膜色素痣

结膜色素痣(conjunctival nevus)是最常见的色素细胞性肿瘤，来源于神经外胚层的先天性良性错构瘤，极少恶变。

【诊断要点】

1. 出生后 10 年开始发病，多见于角膜缘附近及睑裂部的球结膜，呈不规则圆形、大小不等、色素深浅不一、境界清楚、稍隆起于结膜面(图 8-1-1)。65％的病变中含有小的透明囊泡(图 8-1-2)。

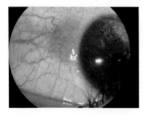
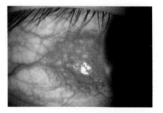

图 8-1-1　角膜缘颞侧可见椭圆形色素痣，呈浅棕色

图 8-1-2　角膜缘颞侧可见不规则形色素痣，呈浅棕色，病变含有透明囊泡

2. 一般为黑色，边界清楚，色素深浅不一(图 8-1-3，图 8-1-4)，病变边缘可见粗大血管(图 8-1-1～图 8-1-3)。

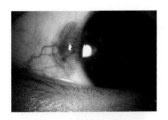

图 8-1-3　角膜缘颞侧可见竖椭圆形色素痣,呈棕色,病变边缘可见粗大血管

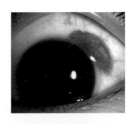

图 8-1-4　病变呈片状、边界清楚的色素沉积

3. 病变较稳定,5%～7%的病变可有色素变化和大小变化,不到 1%的患者有恶变可能。定期照相随访。

【鉴别诊断】

1. 巩膜黑变病　又称巩膜色素斑;巩膜色素斑是固定不能被手推动的,而结膜色素痣是活动可以被推动的。

2. 角结膜皮样瘤　出生后即可发现,肿块多位于外下方角膜缘处,呈半圆形黄色隆起。

【治疗原则】

1. 随访,一般无需治疗。影响外观时予以切除,常规送病理检查。

2. 病理发现有恶变,或生长速度突然加快、表面不光滑者,应彻底切除病变。

二、皮样脂肪瘤

皮样脂肪瘤(dermolipoma)是常见的先天性良性肿瘤,常与角结膜皮样瘤同时存在(图 8-1-5)。

【诊断要点】

1. 出生后即发现,多为单侧发病,多见于颞上象限、外眦附近的球结膜下,或上直肌与外直肌之间。

2. 瘤体为黄色脂肪组织,质软、无包膜、呈分叶状肿块,表面可有毛囊及皮样组织(图 8-1-6)。

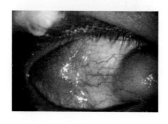

图 8-1-5　结膜皮样瘤和角膜皮样瘤共存

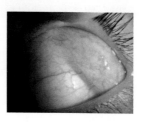

图 8-1-6　颞上象限近外眦部的球结膜下,呈黄色、质软的光滑肿块

【鉴别诊断】

1. 脂肪脱垂　出现在相同部位,但常见于老年人。

2. 血管脂肪瘤　瘤组织内可见毛细血管和内皮细胞增生。

【治疗原则】

1. 随访,如影响美观或影响视力,可考虑手术切除病变部分。

2. 后部与眶脂肪相连,需谨慎处理。

三、角结膜皮样瘤

角结膜皮样瘤(corneo-conjunctival dermoid)是一种类似肿瘤的先天性异常,在组织学上来源于胚胎性皮肤,属于迷芽瘤。

【诊断要点】

1. 出生后即可发现肿物。

2. 多位于外下方角膜缘处,为类圆形、表面光滑的黄色隆起的肿物,边界清楚。

3. 肿物表面覆盖上皮,外表色如皮肤,表面可有纤细的毛发(图 8-1-7)。

【鉴别诊断】 结膜乳头状瘤:瘤体常表现为粉红色、有蒂或无蒂的肉样隆起,有的呈菜花状。

【治疗原则】

1 病变小者,可随访观察。

2. 由于病变大造成高度屈光不正或累及瞳孔区时,为预防弱视,应及早手术。

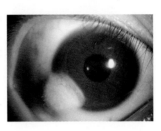

图 8-1-7　病变呈半球状隆起,表面有纤细毛发

3. 手术切除病变后行板层角膜移植,病变累及全层角膜者行穿透性角膜移植。

四、结膜乳头状瘤

结膜乳头状瘤(conjunctival papilloma)由人乳头瘤病毒(HPV) 6 亚型或 11 亚型诱发形成。

【诊断要点】

1. 可发生于任何年龄。

2. 病变多发生在睑缘(图 8-1-8)、角膜缘(图 8-1-9)或泪阜,单发或多发(图 8-1-10)。

3. 瘤体常表现为粉红色、有蒂或无蒂的肉样隆起,有的呈菜花状。带蒂结膜乳头状瘤由多个小叶组成,外观平滑,有很多螺旋状的血管。

4. 病理活检有助于诊断。

【鉴别诊断】 结膜鳞状细胞癌:多见于老年男性。生长迅速,呈红色菜花状,表面易破溃、出血。

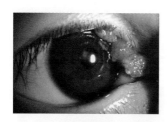

图 8-1-8　病变位于睑缘,呈粉红色、乳头状生长

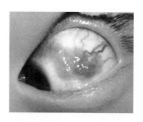

图 8-1-9　病变位于角膜缘,呈粉红色、结节状生长

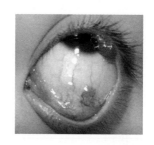

图 8-1-10　病变呈多灶性生长

【治疗原则】　可局部使用抗病毒眼药治疗,如未消退可行手术治疗。术后易复发,应广泛彻底切除病变,可电灼病变的基底部。

五、结膜血管瘤(conjunctival hemangioma)

【诊断要点】

1. 多为先天性,出生时或出生后不久即出现。

2. 外观可为孤立的(图 8-1-11)、团块状,或弥漫性扩张的海绵血管瘤。

3. 通常和眼睑皮肤、眼眶毛细血管瘤及静脉血管畸

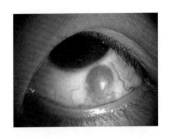

图 8-1-11　下方球结膜下可见圆形血管瘤

形有关。

【鉴别诊断】

1. Louis-Bar 综合征　又称共济失调-毛细血管扩张症,特征表现为眼结膜和皮肤毛细血管扩张、进行性小脑变性及感染倾向。

2. Rendu-Osler-Weber 病　又称遗传性出血性毛细血管扩张症,在面部、唇部、口鼻黏膜、手指和脚趾尖端出现特有的从红色到紫色不等的毛细血管扩张。

【治疗原则】　手术切除、电凝。及早治疗,病变长得越大,治疗的难度就越大。

六、眼睑毛细血管瘤(eyelid capillary hemangioma)

【诊断要点】

1. 出生时或出生后不久出现的眼睑肿物。

2. 病变位置表浅者,表现为鲜红色、质软的浅隆起,表面有小凹陷,类似草莓样外观;部位较深者,表现为紫红色或淡青色隆起(图 8-1-12～图 8-1-14);部位更深者,可累及眼眶。

【鉴别诊断】　眼睑淋巴管瘤:呈浸润性生长,皮肤颜色无青紫,累及范围较眼睑毛细血管瘤广,可同时侵犯眼

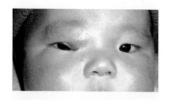

图 8-1-12　病变位于右眼上睑内侧,质软,皮肤呈浅紫红色

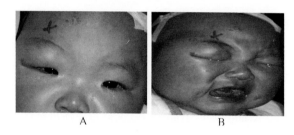

A　　　　　　　　　　B

图 8-1-13　右眼上睑肿胀,质软,皮肤呈淡青色,额部病变呈红色(A);
　　　　　患儿哭闹时,呈实体性的病变增大,眼睑、额部多处红色血
　　　　　管病灶(B)

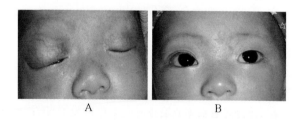

A　　　　　　　　　　B

图 8-1-14　右眼上睑肿胀,质软,皮肤呈淡青色,额部
　　　　　病变呈紫红色(A);口服药物治疗后 3 个
　　　　　月,病灶消失(B)

眶、面部和结膜(图 8-1-15)。

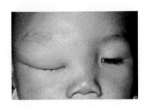

图 8-1-15　右眼睑病变呈浸润性生长,累及眼眶、面部,皮肤颜色无青紫

【治疗原则】

1. 病变较小、进展较慢者,随访观察。

2. 如血管瘤引起上睑下垂遮盖瞳孔,则需治疗。可在病变内注射皮质类固醇,以及口服药物治疗。

3. 病变位于表层者,也可选择冷冻或激光照射。

七、眼睑静脉畸形(venous malformation of eyelid)

【诊断要点】

1. 分为扩张型和非扩张型。

2. 扩张型的病变与海绵窦直接沟通,Valsalva 试验阳性,多伴眶内改变,通常称为眼眶静脉曲张(orbital varix)。发病年龄广泛,有的出生即被发现,多发生在成年人,呈体位性眼球突出。

3. 非扩张型的病变呈青色、质软的局限性隆起(图 8-1-16),部分患者在 CT 检查时病变内可见静脉石(图 8-1-17)。多发生在幼年至青年时期,呈单侧性眼球突出。

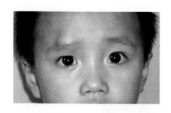

图 8-1-16 病变位于眉弓部，呈青色，质软，局限性隆起

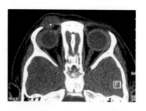

图 8-1-17 水平位眼眶 CT，病变内可见典型界清的圆形静脉石

【鉴别诊断】

1. 横纹肌肉瘤 病变生长迅速，内部缺乏管腔状囊性表现。

2. 炎性假瘤相 病变呈实质性，内部缺乏管腔状囊性表现。

【治疗原则】

1. 扩张型 随访，睡眠时适度增高头位，避免低头、弯腰用力。出血时及时就诊。病情严重者，病变内注射生物胶后切除，或介入治疗。

2. 非扩张型 硬化治疗或激光治疗等。

第 2 节 眼内肿瘤

一、视网膜母细胞瘤（retinoblastoma）

【诊断要点】

1. 常发生于 3 岁以内儿童，单眼或双眼发病。

2. 以"白瞳症"（瞳孔区黄白色反光）为主要表现（图 8-2-1），斜视也为常见体征。

3. 眼底检查，可见早期视网膜病变呈灰白色、不规则团状隆起(图 8-2-2)。

4. 眼压增高时,患者面容痛苦(图 8-2-3)。

5. 眼外生长时,病变表面通常可见溃烂(图 8-2-4)。

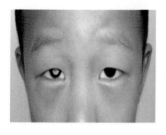

图 8-2-1　右眼瞳孔呈白色,猫眼样外观

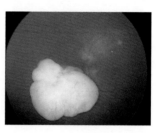

图 8-2-2　病变呈灰白色、不规则团状,肿物向玻璃体隆起

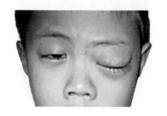

图 8-2-3　眼压增高时,患者面容痛苦

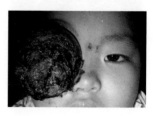

图 8-2-4　眼外生长时,病变表面通常溃烂

6. CT 检查为诊断该病的重要检查,约 90% 的病变内表现为钙化,常呈团块状钙化(图 8-2-5);有眼外生长时,可见视神经增粗(图 8-2-6,图 8-2-7);少见眶骨侵犯,骨质破坏、增生(图 8-2-8,图 8-2-9)。颅内侵犯时,可见视神经管增粗(图 8-2-10)。

7. MRI 检查可增加该病的诊断信息。CT 所示的钙化表现(图 8-2-11)在 T_1WI 和 T_2WI 均呈低信号(图 8-2-12,图 8-2-13)。

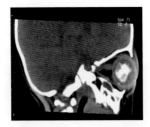

图 8-2-5 矢状位眼眶 CT，眼内病变内可见团块状钙化

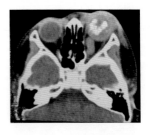

图 8-2-6 水平位眼眶 CT，病变内可见团块状钙化，视神经增粗

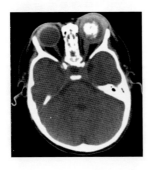

图 8-2-7 水平位眼眶 CT，病变内可见团块状钙化，视神经增粗

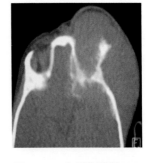

图 8-2-8 水平位眼眶 CT，病变向眶外生长，侵犯眶骨，可见骨质破坏、增生

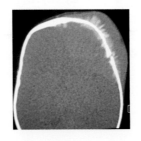

图 8-2-9 水平位眼眶 CT，病变侵犯眶骨，可见骨质增生

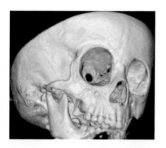

图 8-2-10 眼眶 CT 三维重建，颅内侵犯时，可见视神经管增粗

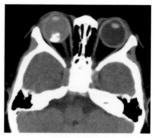

图 8-2-11 水平位眼眶 CT，眼内病变可见团块状钙化

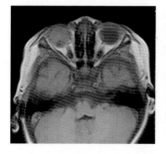

图 8-2-12 水平位 T_1 WI，病变呈稍低信号表现，钙化灶呈低信号表现

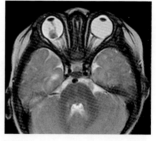

图 8-2-13 水平位 T_2 WI，钙化灶呈低信号表现

MRI 在评估眼外生长时，在显示视神经增粗（图 8-2-14，图 8-2-15）及颅内侵犯的病灶（图 8-2-16）方面有明显优势。

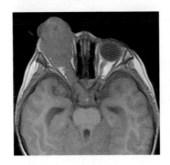
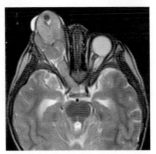

图 8-2-14　水平位 T₁WI,病
变呈稍低信号表
现,视神经增粗,
累及视交叉

图 8-2-15　水平位 T₂WI,病
变呈稍高信号表
现,视神经增粗,
累及视交叉

【鉴别诊断】

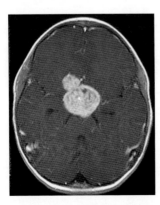

图 8-2-16　水平位 T₁WI,增
强检查发现颅内
转移灶明显强化

1. 眼内炎　内因性患
者多存在原发感染,有发热
病史及体内炎症病灶等,外
因性患者有外伤或手术史,
影像检查提示眼球内无实
性病变或钙化表现。

2. Coats 病　多发生
于 6 岁以上男性,病程较
长,发展较慢,周边视网膜
血管异常扩张,眼底可见典
型的广泛黄白色渗出灶,常
无实质改变。

3. 早产儿视网膜病变
多发生于接受过高浓度
氧气治疗的早产婴儿,晚期

玻璃体内血管增生,形成结缔组织,牵拉视网膜成皱褶状;晶状体后机化膜拉伸睫状突时,可出现瞳孔区发白。

4. 持续胚胎血管症　见于足月产婴儿,出生后即发现白瞳孔,表现为晶状体后面有较厚的灰白色结缔组织,并伴新生血管,多伴有小眼球、浅前房、瞳孔异常等。

【治疗原则】

1. 近年来,根据肿瘤大小、位置和范围,应用静脉化疗、眼动脉介入化疗及局部治疗(激光、冷冻治疗和放射性核素敷贴器)等方法保留眼球。当肿瘤转移风险高时,考虑摘除患眼眼球。当肿瘤已经眼外转移时,术后进行相应地综合治疗。

2. 摘出眼球时视神经剪除越长越好,并将视神经断端做病理检查。

3. 对于单眼和双眼视网膜母细胞瘤患者,应区别对待。

二、脉络膜骨瘤(choroidal osteoma)

【诊断要点】

1. 先天发病,但往往是查体时偶尔发现或当病变影响视力时发现。

2. 眼底检查:病变为视乳头旁视网膜下黄白色地图状轻微隆起,表面凹凸不平,边缘不规则,周围可见出血和浆液性视网膜脱离(图 8-2-17)。

3. B超:病变呈强回声,其后方可见钙化声影(图 8-2-18)。

4. 眼眶 CT:病变可见扁平钙化,与球壁的弧度对应(图 8-2-19)。

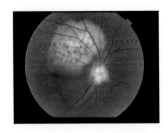

图 8-2-17　病变为视乳头旁
　　　　　视网膜下黄白色
　　　　　地图状轻微隆起

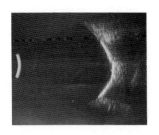

图 8-2-18　B超显示,病变
　　　　　呈强回声,其后
　　　　　方可见钙化声
　　　　　影

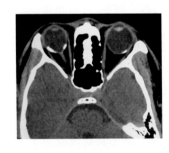

图 8-2-19　水平位眼眶CT,双
　　　　　眼发病,可见与球
　　　　　壁同弧度的钙化
　　　　　表现

【鉴别诊断】

1. 脉络膜血管瘤　吲哚青绿血管造影可以清晰看到肿瘤的供应血管为睫状后短动脉,早期整个瘤体呈强荧光,其内血管清晰可见,后期瘤体内造影剂快速清除。CT检查无钙化表现。

2. 眼内骨化　长期萎缩的眼球易出现,往往有外伤、炎症或先天性发育异常等病史。

3. 球壁异物　有外伤史,缺乏脉络膜骨瘤特征性改变。

【治疗原则】

1. 无症状者,随访观察。

2. 出现视网膜下新生血管者,考虑针对性治疗。

第 3 节　眼眶肿瘤

一、眼眶横纹肌肉瘤（orbital rhabdomyoma）

【诊断要点】

1. 多发生在 10 岁以下，最小者出生后即发现，13 天时眼球突出明显（图 8-3-1）。肿瘤生长迅速，眼球突出，较早出现球结膜突出睑裂外（图 8-3-2）。病变位于球后时，表现为眼球向正前方突出（图 8-3-3）。病变位于下方时，表现为下睑向前方隆起（图 8-3-4）。

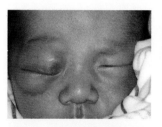

图 8-3-1　出生后即发现右眼球突出，13 天时明显

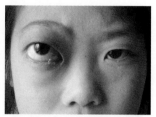

图 8-3-2　右眼眼球向前上方突出，内侧球结膜水肿、突出

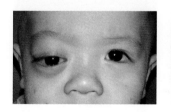

图 8-3-3　病变位于球后时，表现为眼球向正前方突出

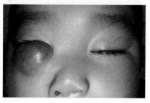

图 8-3-4　病变位于下方时，表现为下睑向前方隆起

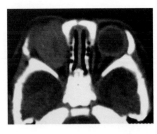

图 8-3-5　水平位 CT：病变边界清晰，呈均匀软组织密度，中央为不规则低密度，无钙化，无骨质破坏

2．CT：可以描述病变形状、边界、密度等。横纹肌肉瘤在 CT 上常为边界清楚、均匀软组织密度的表现，一般无钙化、无骨质破坏，偶尔表现为不均匀软组织密度（图 8-3-5）。

3．MRI：表现多样子，病变生长迅速。T_1WI 可呈不均匀低信号和等信号的混杂信号（图 8-3-6，图 8-3-7）或均匀低信号（图 8-3-8）表现；T_2WI 可呈不规则混杂信号（图 8-3-9，图 8-3-10）或近均匀稍高信号（图 8-3-11）表现；增强扫描，呈不均匀明显强化（图 8-3-12～图 8-3-14）表现。

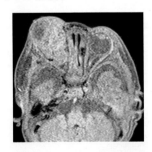

图 8-3-6　水平位 T_1WI：病变呈欠均匀低信号表现(1)

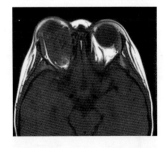

图 8-3-7　水平位 T_1WI：病变呈欠均匀低信号表现(2)

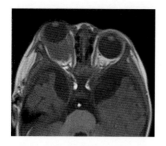

图 8-3-8 水平位 T₁WI:病变
呈均匀低信号表现

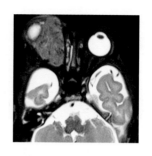

图 8-3-9 水平位 T₂WI:病
变呈不规则混
杂信号表现(1)

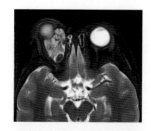

图 8-3-10 水平位 T₂WI:病变
呈不规则混杂信
号表现(2)

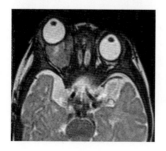

图 8-3-11 水平位 T₂WI:病
变呈近均匀稍高
信号表现

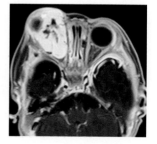

图 8-3-12 水平位增强 T₁
WI:病变呈不均
匀强化表现(1)

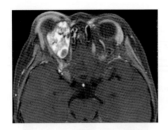 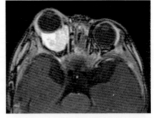

图 8-3-13　水平位增强 T₁WI：图 8-3-14　水平位增强 T₁WI：
病变呈不均匀强化　　　　　　　　病变呈不均匀明显
表现(2)　　　　　　　　　　　　强化

【鉴别诊断】

1. 眶蜂窝织炎　病情发展更快,血常规检查白细胞增多。多有发热、感冒病史或眶周围组织化脓灶。眼睑、结膜、眶部严重充血、水肿,不能扪及肿物。CT 检查缺乏界清、均匀软组织密度的肿块影像特征。

2. 眶内毛细血管瘤　眶深部病变的 CT 检查表现为弥散的小片状不均匀密度增高影,可伴随眼睑皮下和(或)结膜下紫红色肿物,哭闹时病变增大。

3. 眼眶淋巴管畸形　进展缓慢,病程长,多伴有结膜和眼睑侵犯,扪之如面团样弥漫性肿物。当有瘤内出血时,会突然引起眼球突出加重。典型的淋巴管瘤在 CT 上呈现大小不等的条索状、椭圆形或不规则形密度增高影。MRI 可呈单囊性或多囊性不规则病变。

4. 皮样囊肿　病变呈环状强化,其内为无强化表现。

5. 视神经胶质瘤　发生、发展较慢,早期出现视力减退。CT 或 MRI 可见视神经梭形肿大,可向视神经管内和视交叉蔓延。

6. 绿色瘤　为急性白血病的眼眶侵犯。患者有贫血貌,常双眼发病。CT 或 MRI 可见肿瘤在眶内呈铸造样改变。

【治疗原则】

1. 病情发展快,手术治疗应及时,否则容易错过治疗的最佳时机。

2. 病理确诊后，给予化学治疗、放射治疗等综合处理。

二、眼眶淋巴管畸形(orbital lymphatic malformation)

【诊断要点】

1. 多见于出生时或婴幼儿时期，出生后即被发现眼球突出、眼睑肿大。

2. 病变位置表浅者，累及眼睑或结膜，眼睑肿胀(图8-3-15)或可见囊性结构。

3. 病变边界欠清，T_1WI可呈不均匀或均匀低信号表现(图8-3-16)；T_2WI可呈囊性混杂信号(图8-3-17)表现；增强扫描，呈轻度不均匀强化(图8-3-18)。

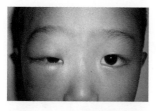

图 8-3-15　右眼眼睑肿胀，皮肤不红

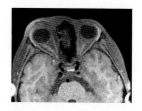

图 8-3-16　水平位 T_1WI：病变边界不清，呈近均匀低信号表现

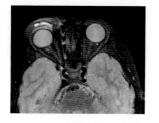

图 8-3-17　水平位 T_2WI：病变呈不规则混杂信号表现

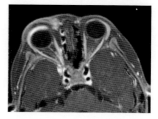

图 8-3-18　水平位增强 T_1WI：病变呈不规则轻度强化表现

【鉴别诊断】

1. 眼眶静脉曲张　体位性眼球突出,为重要鉴别点。

2. 眼眶横纹肌肉瘤　是恶性肿瘤,生长迅速。

【治疗原则】

1. 根据病变位置、范围、正常重要功能结构侵犯情况和组织学类型来确定治疗方案。

2. 硬化治疗,以及利用二氧化碳激光切除病变。

三、视神经胶质瘤(optic nerve glioma)

【诊断要点】

1. 多见于 10 岁以内的儿童,表现为视力下降、眼球突出和视盘水肿。

2. 患眼眼球向正前方突出(图 8-3-19)。

3. CT 显示视神经呈梭形增粗,边界清楚,密度均匀(图 8-3-20)。

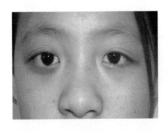 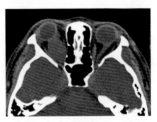

图 8-3-19　右眼眼球向正前方突出

图 8-3-20　水平位 CT:视神经呈梭形增粗,边界清楚,密度均匀

4. T_1WI:病变呈均匀低信号表现(图 8-3-21);T_2WI:病变呈均匀高信号表现(图 8-3-22)。

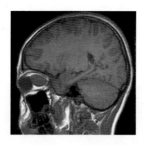

图 8-3-21　矢状位 T$_1$WI：
病变呈均匀
低信号表现

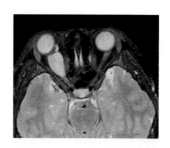

图 8-3-22　水平位 T$_2$WI：病
变呈均匀高信号
表现

【鉴别诊断】

1. 视神经鞘脑膜瘤　好发于成年人，视神经增粗的形状多样化，CT 和 MRI 可见"车轨征"。

2. 视神经周围炎型炎性假瘤　有炎症表现，如眼痛、结膜充血等，激素治疗有效。病变不规则包绕视神经，边界不清。

【治疗原则】

1. 视力良好、眼球突出不明显、病变距离视神经管较远者，随访观察。

2. 视力下降、眼球突出明显、病变局限眶内者，外侧开眶肿瘤摘除术；病变侵犯管内段视神经或视交叉者，经颅切除肿瘤。残留病变行 X 刀或 γ 刀治疗。

3. 病变侵犯对侧眼或双侧病变者，可行放射治疗。

四、眼眶皮样囊肿（orbital dermoid cyst）

【诊断要点】

1. 先天性起病，随年龄逐渐增大。

2. 病变表浅者，在眼眶外上方触及囊性肿物，边界清楚（图 8-3-23）。

3. CT 显示:病变呈圆形、均匀低密度表现(图 8-3-24)。

4. T₁WI:病变呈均匀低信号表现(图 8-3-25);T₂WI:病变呈均匀高信号表现(图 8-3-26);增强扫描:病变呈环状强化,其内为无强化表现(图 8-3-27)。

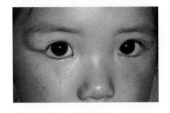

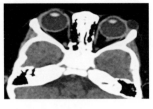

图 8-3-23 病变位于外上方眶缘

图 8-3-24 水平位 CT:病变呈圆形、均匀低密度表现

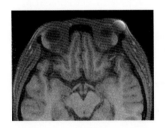

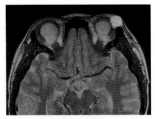

图 8-3-25 水平位 T₁WI:病变呈均匀低信号表现

图 8-3-26 水平位 T₂WI:病变呈均匀高信号表现

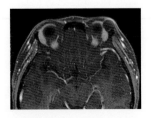

图 8-3-27 水平位增强 T₁WI:病变呈环状强化,其内为圆形无强化表现

【鉴别诊断】　眼眶畸胎瘤:CT 检查,病变内可见密度增高影。

【治疗原则】　手术切除。完全摘除囊壁及囊内容物。

五、眼眶畸胎瘤(orbital teratoma)

畸胎瘤是一种先天性囊性病变,有良性和恶性之分,发生于眼眶者多系良性。

【诊断要点】

1. 出生时即被发现或发生于新生儿时期,单侧眼球突出。

2. 原发性眼眶畸胎瘤表现为出生后即存在的眼球突出,病变可发生在眼眶任何部位。病变发生于眶深部,眼球向前突出(图 8-3-28)。

3. CT 显示,病变内可见牙齿状高密度影,低密度表现为主(图 8-3-29～图 8-3-31)。

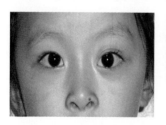

图 8-3-28　左眼眼球向前下方突出

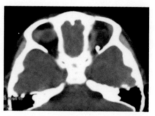

图 8-3-29　水平位 CT:病变后方见牙齿状高密度影,其余呈均匀低密度表现

【鉴别诊断】

1. 皮样囊肿　病变呈环状强化,其内为无强化表现。

2. 横纹肌肉瘤　病变生长迅速,呈实质性软组织影像。

【治疗原则】　及时手术切除。完全摘除囊壁及囊内容物。

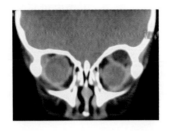 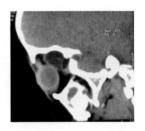

图 8-3-30　冠状位 CT:病变位于眶上方,呈圆形、不均匀低密度表现

图 8-3-31　矢状位 CT:病变位于眶上后方,呈圆形、不均匀低密度表现

六、泪腺多形性腺瘤(pleomorphic adenoma of lacrimal gland)

泪腺多形性腺瘤是最常见的泪腺上皮性肿瘤,过去称为良性混合瘤,是由上皮和间质成分构成的良性肿瘤。

【诊断要点】

1. 多见于成年人,最小者 5 岁,眼球无痛性向前内下方突出。

2. 单眼缓慢渐进性突出,眼球向前内下方突出(图8-3-32)。

3. 眶外上方可触及肿物,质硬、边界清、光滑、无压痛。

4. CT 扫描见肿瘤位于泪腺窝,呈圆形、类圆形或椭圆形,边界清,均匀软组织密度,少数有液化腔,可呈片状低密度区。邻近骨质可吸收变薄。

5. T_1WI:病变呈均匀低信号表现(图 8-3-33);T_2WI:病变呈混杂信号表现(图 8-3-34);增强扫描:病变明显强化,其内可见囊泡状无强化表现(图 8-3-35)。

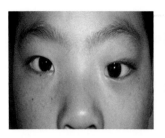

图 8-3-32 眼球向前内下方突出

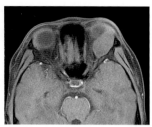

图 8-3-33 水平位 T_1WI：病变呈均匀低信号表现

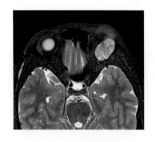

图 8-3-34 水平位 T_2WI：病变呈混杂信号表现

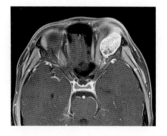

图 8-3-35 水平位增强 T_1WI：病变明显强化，其内可见囊泡状无强化表现

【鉴别诊断】

1. 皮样囊肿 病变呈环状强化，其内为无强化表现。

2. 泪腺炎性假瘤 常双眼发病，眼睑充血、水肿，激素治疗有效但易复发。CT 或 MRI：泪腺呈扁平状或杏仁状肿大。

3. 泪腺良性淋巴上皮病变 常见于老年人，双侧发病。

【治疗原则】 手术完整摘除。

七、泪腺腺样囊性癌(adenoid cystic carcinoma of the lacrimal gland)

泪腺腺样囊性癌在泪腺上皮性肿瘤中,发生率仅次于多形性腺瘤,是泪腺恶性上皮肿瘤中最常见的,也是恶性程度最高的。

【诊断要点】

1. 多见于成年人,最小者 3 岁,眼球无痛性向前内下方突出,可伴头痛。

2. 眼球向前方或前内下方突出(图 8-3-36)。

3. CT 显示病变呈均匀低密度表现,可见骨质吸收,无钙化(图 8-3-37)。

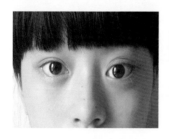 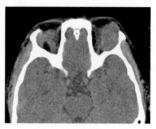

图 8-3-36 眼球向前内下方突出　　图 8-3-37 水平位 CT:病变呈均匀低密度表现,可见骨质吸收,无钙化

4. T_1WI:病变呈均匀低信号表现(图 8-3-38);T_2WI:病变呈混杂信号,见斑片状信号增高表现(图 8-3-39);增强扫描:病变呈不均匀明显强化(图 8-3-40)。

【鉴别诊断】 泪腺多形性腺瘤:肿瘤呈圆形、类圆形或椭圆形,边界清楚,均匀软组织密度,位置较泪腺腺样囊性癌靠前。

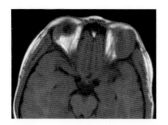
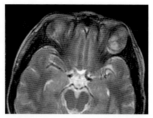

图 8-3-38 水平位 T₁WI:病
变呈均匀低信号
表现

图 8-3-39 水平位 T₂WI:病
变呈混杂信号,
见斑片状信号增
高表现

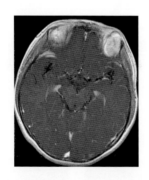

图 8-3-40 水平位增强 T₁WI:病变呈不均匀明显强化

【治疗原则】

1. 病变小者,手术摘除完整。

2. 病变大且突破包膜者,扩大切除,辅助放射治疗
或化学治疗。

八、眼眶静脉畸形(orbital venous malformation)

【诊断要点】

1. 扩张型静脉畸形 也称为静脉曲张,发病年龄广

泛,有的出生即被发现,但多发生在成年人,呈体位性眼球突出。眼睑受累时,皮肤呈紫红色(图 8 3-41),病变与海绵窦沟通,低头后病变增大(图 8-3-42)。

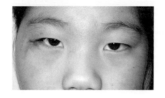

图 8-3-41 右眼眼眶静脉曲张,外侧眼睑皮肤呈紫红色

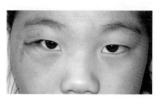

图 8-3-42 低头后病变增大

2. 非扩张型静脉畸形 多发生在幼年至青年时期,呈单侧性眼球突出。病变位于球后时表现为眼球突出(图 8-3-43)。CT 显示病变呈条索状密度增高表现(图 8-3-44),部分患者可见静脉石。T_1WI:病变呈条索状低信号表现(图 8-3-45);T_2WI:病变呈条索状等信号表现,可见高信号液平面(图 8-3-46)。

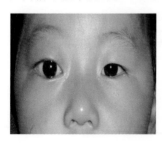

图 8-3-43 右眼眼球向正前方突出

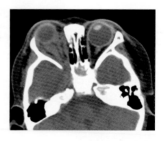

图 8-3-44 水平位 CT:病变呈条索状密度增高表现

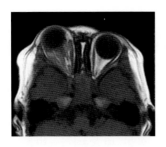 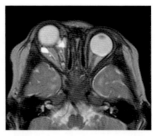

图 8-3-45　水平位 T_1 WI:病
变呈条索状低信
号表现

图 8-3-46　水平位 T_2 WI:病
变呈条索状等信
号表现,可见高
信号液平面

【鉴别诊断】

1. 眶内毛细血管瘤　眶深部病变的 CT 检查表现为弥散的小片状不均匀密度增高影,可伴随眼睑皮下和(或)结膜下紫红色肿物,哭闹时病变增大。低头试验阴性。

2. 眼眶淋巴管畸形　进展缓慢,病程长,多伴有结膜和眼睑侵犯,扪之如面团样弥漫性肿物。当瘤内出血时,会突然引起眼球突出加重。典型的淋巴管瘤在 CT 上呈现大小不等的条索状、椭圆形或不规则形密度增高影。MRI 可呈单囊性或多囊性不规则病变。低头试验阴性。

【治疗原则】

1. 扩张型静脉畸形　也称为静脉曲张;随访观察,一般不主张手术。病情严重时,可考虑经血管介入治疗或病变内直接注射生物胶后外科切除。

2. 非扩张型静脉畸形　硬化治疗,以及利用二氧化碳激光切除病变。

九、眶内血肿(orbital hematoma)

眶内血肿是眼眶及邻近部位外伤后的继发改变,出血可发生在软组织或骨膜下,血液被纤维组织包绕形成血肿。

【诊断要点】

1. 急性眼球突出 突出的方向与出血的部位有关。病变位于上方者,眼球向前下方突出(图 8-3-47)。出血后2 小时～3 天为急性期,出血后 4 天～3 周为亚急性期。

2. 亚急性出血 T_1WI(图 8-3-48)和 T_2WI(图 8-3-49):病变均呈均匀高信号表现。

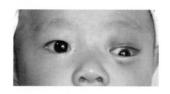

图 8-3-47 左眼眼球向前下方突出

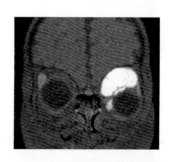

图 8-3-48 冠状位 T_1WI:病变呈均匀高信号表现

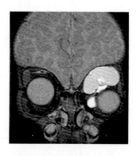

图 8-3-49 冠状位 T_2WI:病变呈均匀高信号表现

【鉴别诊断】　眼眶脓肿：多有感染病史。缺少亚急性出血的 T_1WI 和 T_2WI 均呈均匀高信号表现的特征。

【治疗原则】

1. 一般治疗　给予止血、脱水，预防再出血，降低眶内压。

2. 开眶探查　直视下清除血肿、止血。

十、骨纤维异常增生症（fibrous dysplasia）

【诊断要点】

1. 多见于儿童，受累部位畸形隆起。

2. 眼眶和眶周的骨质弥漫性增生，病变范围小时容易被忽视（图 8-3-50，图 8-3-51）。

3. 病变范围大时，CT 显示弥漫性骨质增生，眶腔变小，不伴骨质破坏（图 8-3-52，图 8-3-53）。

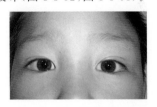

图 8-3-50　左眼眉弓部稍隆起

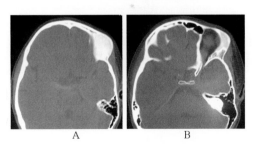

A　　　　　　　B

图 8-3-51　水平位 CT：可见左眼眶骨质增生改变

A. 眼眶上外方；B. 眼眶内外壁

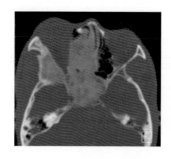

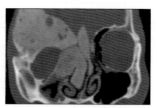

图 8-3-52　水平位 CT:右眼眶弥漫性骨质增生改变,同侧筛窦、蝶窦内见增生骨结构

图 8-3-53　冠状位 CT:右眼眶弥漫性骨质增生,眶容积变小

【鉴别诊断】

1. 骨化纤维瘤　病变为圆形或椭圆形,边界清楚,其内可有骨性斑块。

2. 蝶骨嵴脑膜瘤　多发生于成年女性。

【治疗原则】

1. 随访观察。

2. 威胁视功能时手术治疗。

十一、绿色瘤(chloroma)

绿色瘤,又称为粒细胞性肉瘤,是指幼稚粒细胞在骨髓外部位形成的局限性实体性肿瘤。

【诊断要点】

1. 多见于儿童和青少年,男性多于女性,眼球迅速突出。

2. 为急性粒细胞白血病侵犯眼眶。典型病例有白血病及眼眶骨膜下绿色的肿瘤,骨髓检查证实为粒细胞白血病。

3. 病变可累及单眼或双眼。双眼发病时,眼突伴上面皮肤紧绷,呈青黄色,表现为特征性"青蛙眼"面容(图8-3-54)。

4. CT 显示双眼眶上方不规则、均匀软组织密度表现(图 8-3-55,图 8-3-56),伴或不伴骨质破坏。

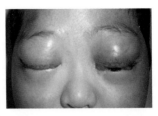

图 8-3-54 双眼呈"青蛙眼"外观

【鉴别诊断】

1. 横纹肌肉瘤 病变生长迅速,呈实质性软组织肿块影像,病变早期边界清楚。

2. 眼眶转移性肿瘤 原发位置较广泛。儿童眼眶转移性肿瘤大多为肉瘤和胚胎神经性肿瘤,转移性神经母细胞瘤、Wilms 瘤和 Ewing 肉瘤等是比较重要的鉴别诊断。

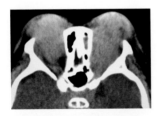

图 8-3-55 水平位 CT:病变位于双眼眶上方,边界欠规则,呈均匀软组织密度表现,无骨质破坏

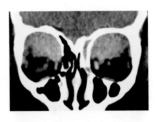

图 8-3-56 冠状位 CT:病变位于双眼眶上方,边界欠规则,呈均匀软组织密度表现,无骨质破坏

【治疗原则】 尽早血液科治疗,早发现、早检查、早确诊、早化疗。

第4节 先天性异常

一、隐眼

隐眼(congenital cryptophtalmos),又称无睑症,即眼球完全被皮肤遮盖而无睑裂,仅有眼球遗迹或完全无眼球,为罕见的眼睑先天性异常,属于常染色体隐性遗传性疾病。

【诊断要点】

1. 出生后即发现,多为单眼发病,偶有双眼发病者。

2. 无睑裂,眉弓至颧部为皮肤组织覆盖,无睫毛,眉毛发育异常,额外眉(图8-4-1)。可以触及眼球,不能触及睑板。眼球可以不自主转动,强光照射眼部时,眼球不随光转动。

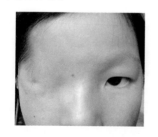

图 8-4-1 右眼眼睑融合,无睑裂、睑缘等结构,但眼睑饱满度良好

3. B超可探及眼球结构(图8-4-2)。

4. CT检查:眼眶各壁骨质连续性好,眼球发育小,眼环完整,肌锥间隙清晰(图8-4-3)。

【鉴别诊断】 独眼畸形:独眼位于前额中央,睑裂呈菱形。

【治疗原则】 手术治疗。

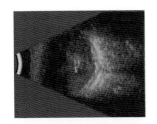

图 8-4-2　可探查到眼球结构，但玻璃体有点状高回声改变

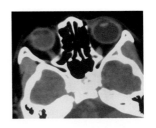

图 8-4-3　水平位 CT：显示眼球结构，但玻璃体密度增高

二、先天性无眼球（anophthalmos）

眼球缺失，但有正常的眼睑及眼附属器。具有一定的遗传倾向，但多为散发病例。

【诊断要点】

1. 出生后即发现。

2. 单纯无眼球患儿的眼睑呈闭合状并内陷（图 8-4-4）；结膜囊存在，但未见正常眼球结构（图 8-4-5），B 超无法探查到正常眼球结构（图 8-4-6）。

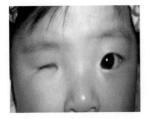

图 8-4-4　生后即发现右眼眼球小，眼睑、睑裂小，眼睑凹陷

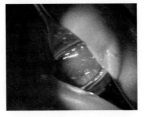

图 8-4-5　左眼上眼睑半球状隆起，结膜囊类似眼球摘除术后表现

3. 如伴发眼眶囊肿,眼睑可肿胀突出(图 8-4-7)或可见半透明囊肿突出(图 8-4-8)。

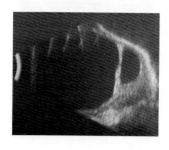

图 8-4-6 B 超未探查到眼球结构

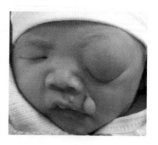

图 8-4-7 左眼睑呈半球状隆起

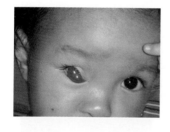

图 8-4-8 右眼先天性无眼球,伴眼眶囊肿,突出睑裂外

【鉴别诊断】

1. 先天性小眼球 CT 显示眼球结构,但眼球小,玻璃体密度增高表现。

2. 囊肿眼 在结膜囊内有一较大的囊性眼,眼睑和结膜囊发育良好。

3. 脑膜膨出 有自发搏动,X 线和 CT 发现骨缺失。

【治疗原则】

1. 尽早戴义眼片,每隔半年复查,更换、增大义眼片,以促进眼眶、结膜及眼睑的发育。

2. 7 岁后植入义眼台。

3. 对于伴发眼眶囊肿者，必要时行囊肿摘除术。

三、先天性小眼球(microphthalmos)

眼球过小，常伴有正常的眼睑及眼附属器。在小眼畸形定义中，角膜直径小于 10mm，眼轴小于 20mm。存在染色体重叠、缺失和易位，且常伴有综合征。

【诊断要点】

1. 多于出生时发现患侧眼球较正常侧小(图 8-4-9)。患侧眼球视力多较差或无视力，多为单眼发病，偶可见双侧发病。

2. CT 显示眼球结构，但眼球小，玻璃体密度增高表现(图 8-4-10)

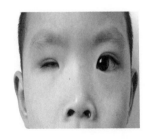 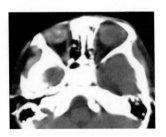

图 8-4-9　生后即发现右眼眼球小，眼睑、睑裂小，眼睑凹陷

图 8-4-10　水平位 CT：显示眼球结构，但眼球小，玻璃体密度增高表现

【鉴别诊断】

1. 脑膜膨出　有自发搏动，X 线和 CT 发现骨缺失。

2. 囊肿眼　在结膜囊内有一较大的囊性眼，眼睑和结膜囊发育良好。

【治疗原则】

1. 对于极小眼球且无功能者，尽早戴义眼片，每隔半年复查,更换、增大义眼片,以促进眼眶、结膜及眼睑的发育。

2. 7岁后摘除小眼球,植入义眼台。

3. 对于7岁前不能耐受戴义眼片者,可行结膜瓣遮盖后戴义眼片。

4. 对于伴发眼眶囊肿者,必要时行囊肿摘除术。

四、巩膜黑变病(scleral melanosis)

巩膜黑变病是一种先天性异常,通常无视力下降,有时伴虹膜及眼底的色素增多。

【诊断要点】

1. 出生后即可发现,随着年龄增长逐渐增多;单眼多见,不影响视力。

2. 在巩膜前部距角膜缘约3.5mm处,可见紫灰色或蓝灰色边界清楚的色素斑(图8-4-11)。

3. 斑块无隆起,呈形状不规则的花斑状,特别多见于前睫状血管穿过部位。

4. 患侧眼虹膜呈深褐色。

5. 可同时伴同侧颜面,特别是眼睑皮肤的色素斑(图8-4-12)。

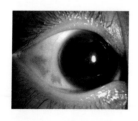

图 8-4-11 巩膜色素斑块

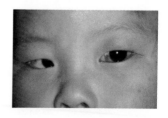

图 8-4-12 巩膜色素斑块伴眼睑皮肤色素沉着

　　【鉴别诊断】　结膜色素痣:病变稍隆起于结膜面,边界清楚,一般为黑色,深浅不一。

　　【治疗原则】　随访观察。

第九章 屈光不正和弱视

第1节 屈光不正

【定义】 调节静息状态下,外界平行光线经过眼屈光系统,不能聚焦在视网膜上,称为屈光不正(ametropia),包括远视、近视、散光。

【屈光矫正前的注意事项】 儿童首次验光时需要先使用睫状肌麻痹剂,然后再进行验光(图9-1-1)。

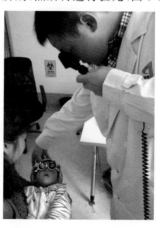

图9-1-1 婴幼儿检影验光

【常见矫正方法】

1. 框架镜 安全、方便、易更换,但对高度屈光不正患者存在视野小、像差大等缺点,尤其是婴幼儿和儿童的眼镜验配时,镜片的种类和镜架的设计都有特殊要求。

（1）镜架：选择安全、轻巧、抗弯曲、抗冲击性强等特点的镜架，如硅胶、塑钢、TR-90 等；选择自带鼻托的镜架或对鼻梁塌陷患儿采用柔软的鼻垫；还可采用防滑套与防滑链固定，确保镜架的稳定性（图 9-1-2）。

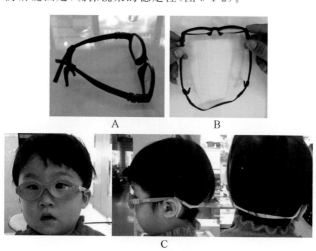

图 9-1-2　儿童镜架

A. 硅胶镜架；B. 防滑套和防滑链；C. 儿童患者配戴硅胶镜架各方向效果图

（2）镜片材料：通常选择树脂加膜镜片。高折射率的树脂镜片常用来矫正高度数的屈光不正（图 9-1-3）。

（3）镜片的类型：对于白内障术后无晶状体眼、人工晶体眼或高 AC/A 的患儿，需选择双光镜（图 9-1-4）或渐进多焦镜治疗；对近视患儿采用周边

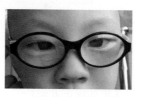

图 9-1-3　高折射率镜片矫正双眼高度远视

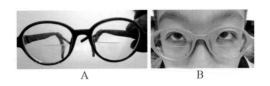

图 9-1-4　双光镜

A. 双光镜；B. 双眼白内障术后患儿双光镜治疗

成像清晰镜片，干预近视发展过快；近视内隐斜伴调节滞后的患儿采用渐进多焦镜矫正，延缓近视增长。

(4) 镜片颜色的选择：对于白化病、先天性无虹膜或视锥细胞营养不良等眼病患儿，配戴合适的染色片或变色片能减轻患儿畏光症状。

(5) 压贴球镜和压贴棱镜：对先天性白内障术后无晶体眼、屈光度超过普通镜片定制范围的婴儿可采用压贴球镜治疗（图 9-1-5）；非手术矫正斜视或斜视术后仍残留斜视的患儿可选择压贴三棱镜治疗（图 9-1-6）。

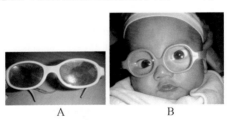

图 9-1-5　压贴球镜

A. 压贴球镜；B. 双眼白内障术后无晶体眼戴压贴球镜治疗

2. 软性隐形眼镜　透氧率低，长期使用容易出现角膜炎、新生血管和巨乳头结膜炎（图 9-1-7）。

3. 硬性透氧性角膜接触镜（RGP）　透氧率高，明显改善视觉质量,可矫正儿童高度屈光不正和屈光参差(图9-1-8)。

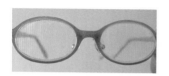

图 9-1-6 **压贴三棱镜**

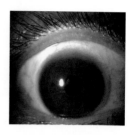

图 9-1-7 **软性接触镜**

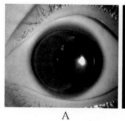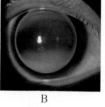

A   B

图 9-1-8 **RGP**

A. RGP 配戴效果;B. RGP 配适荧光图

4. 角膜塑形镜(OK 镜) 适合近视 600 度、散光 1.5D 以下患儿。短期内提高裸眼视力,可逆,对近视进展有一定控制作用(图 9-1-9)。

5. 准分子激光 严重的屈光参差性弱视也可采用准分子激光矫治不等像,同时为弱视的进一步治疗创造条件。

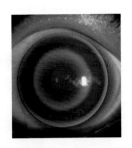

图 9-1-9 角膜塑形镜配适荧光图

第 2 节 弱 视

【定义】 视觉发育期内由于单眼斜视、屈光参差、高度屈光不正及形觉剥夺等异常视觉经验引起的单眼或双眼最佳矫正视力低于同龄者的视力,称为弱视(amblyopia);或双眼视力相差 2 行及以上,视力较低眼为弱视眼。

【临床特点】

1. 视力差,最佳矫正视力低于正常,经治疗可以恢复或部分恢复。

2. 拥挤现象。

3. 旁中心注视。

4. 对比敏感度下降。

5. 立体视觉降低或丧失。

【分类】

1. 斜视性弱视 多见于单眼注视的内斜视(图 9-2-1)。

2. 屈光参差性弱视 两眼之间存在屈光参差(正球镜相差≥1.5D,柱镜相差≥1D),屈光度较高的眼可以形成弱视(图 9-2-2)。

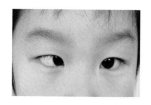

图 9-2-1 **右眼斜视性弱视**

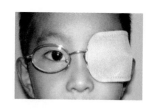

图 9-2-2 **屈光参差性弱视**

3. 屈光不正性弱视 多发生于未戴屈光矫正眼镜的高度屈光不正的患儿(图 9-2-3)。

4. 形觉剥夺性弱视 存在屈光间质混浊(角膜白斑或白内障)或完全性上睑下垂(图 9-2-4)。

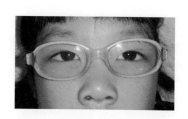

图 9-2-3 **屈光不正性弱视**

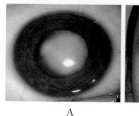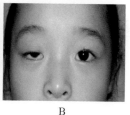

A B

图 9-2-4 **形觉剥夺性弱视**

A. 先天性白内障;B. 右眼先天性上睑下垂

【常见治疗方法】

1. 病因治疗　应先手术治疗白内障或上睑下垂（图9-2-5）等可能影响视觉发育的病因。

2. 光学矫正　配戴框架眼镜或角膜接触镜矫正屈光不正。

3. 遮盖疗法、压抑疗法　双眼视力相差2行以上的弱视患儿采用。遮盖视力较好眼，强迫使用弱视眼（图9-2-6）。

4. 知觉训练治疗　近年研究证明知觉学习可以有效地提高弱视儿童的视觉能力，因此知觉训练也开始运用于大龄儿童和成人的弱视治疗（图9-2-7）。

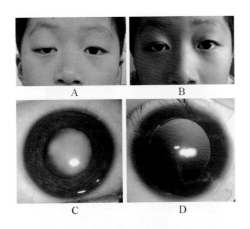

图 9-2-5　弱视的病因治疗

A. 右眼上睑下垂术前；B. 右眼上睑下垂术后；C. 先天性白内障术前；D. 先天性白内障术后

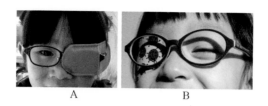

图 9-2-6 遮盖治疗

A. 眼罩遮盖；B. 眼贴遮盖

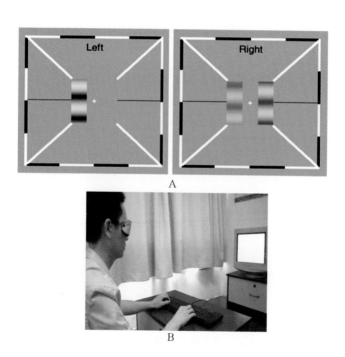

图 9-2-7 正弦光栅图形刺激的知觉训练治疗

A. 正弦光栅图形刺激；B. 知觉训练治疗

第十章　斜视和眼球震颤

斜视是指双眼任何一眼视轴偏离的临床现象,可因双眼单视异常或控制眼球运动的神经肌肉异常及机械性限制因素引起。

第 1 节　内 斜 视

一、先天性(婴儿型)内斜视(congenital esotropia)

【诊断要点】

1. 出生后 6 个月内发生。

2. 大而恒定的内斜视(图 10-1-1)。

3. 一般为轻度远视,充分矫正后斜视度无明显改变。

4. 双眼交替注视者无弱视,单眼注视者斜视眼可合并弱视。

5. 常合并下斜肌亢进、A-V 综合征、垂直分离性斜视、眼球震颤等。

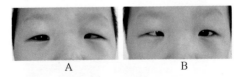

图 10-1-1　**先天性内斜视**

双眼交替注视(A. 右眼注视;B. 左眼注视)

【鉴别诊断】

1. 假性内斜视(图 10-1-2)　常见于鼻梁过宽、内眦赘皮明显或瞳距过窄的患儿。

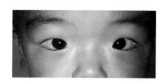

图 10-1-2　**假性内斜视**

　　鼻梁低平,内眦赘皮,角膜映光点位于瞳孔中央

　　2. 展神经麻痹　婴幼儿内斜视交叉注视时表现为外转受限,但单眼外转正常,可行娃娃头试验鉴别。展神经麻痹患儿的外转运动障碍。

　　3. Duane 眼球后退综合征　外转时运动障碍,同时伴有睑裂开大、眼球内转时眼球后退、睑裂缩小。

　　4. Möbius 综合征　双眼外转运动障碍,伴面具脸。

　　【治疗原则】　对存在单眼弱视患儿先进行弱视治疗,至双眼视力相等或能交替注视后,在出生后 6～24 个月间手术(图 10-1-3);合并下斜肌亢进和垂直分离性斜视时,手术设计应给予相应考虑。

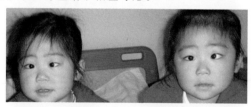

A

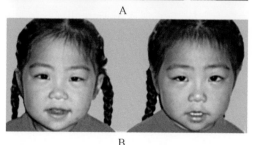

B

图 10-1-3　**先天性内斜视手术前后**

A. 双胞胎内斜视术前;B. 内斜视矫正术后

二、共同性内斜视(concomitant esotropia)

(一)调节性内斜视(accommodative esotropia)

调节性内斜视指因调节增加或调节性集合调节比例(AC/A)异常所导致的内斜视。

屈光调节性内斜视

【诊断要点】

1. 常 2～3 岁发病。

2. 中度或高度远视。

3. 睫状肌充分麻痹或戴全矫眼镜后可为正位或内隐斜(图 10-1-4)。

4. AC/A 值正常。

5. 可合并弱视。

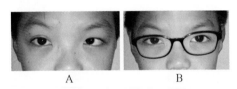

A   B

图 10-1-4　调节性内斜视

A. 戴镜前明显内斜;B. 戴镜后正位

【治疗原则】　矫正屈光不正,采用阿托品眼膏验光结果,初戴全矫镜,戴镜后观察眼位矫正情况调整戴镜度数。一般不行手术治疗。

非屈光调节性内斜视

【诊断要点】

1. 常 1～4 岁发病。

2. 多为轻度远视眼。

3. 视远时正位,视近时尤其是集中精力看精细物体或图案时出现内斜视。

4. AC/A 值高。

【治疗原则】 双光镜或渐进多焦镜治疗,保守治疗无效时可考虑手术治疗。

部分调节性内斜视

【诊断要点】

1. 中度或高度远视。

2. 戴全矫眼镜后斜视度数减小,但不能完全消除内斜视(图 10-1-5)。

3. AC/A 值正常。

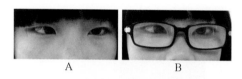

图 10-1-5 部分调节性内斜视

A. 戴镜前内斜明显;B. 戴镜后内斜改善但仍存在

【治疗原则】 充分矫正远视性屈光不正,治疗弱视。在双眼矫正视力正常或可以交替注视时,手术治疗戴镜后残余斜视度。

(二)非调节性内斜视(non-accommodative esotropia)

【诊断要点】

1. 常在 6 个月后的儿童时期发病。

2. 一般为低中度远视。

3. 戴镜后不能改善斜视度(图 10-1-6)。

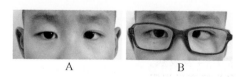

图 10-1-6 非调节性内斜视

A. 戴镜前内斜;B. 戴镜后内斜无明显改善

【治疗原则】 3岁后手术治疗。对存在单眼弱视患儿先行弱视治疗至双眼视力相等或能交替注视后再行手术治疗。

三、继发性内斜视（secondary esotropia）

知觉性内斜视（sensory esotropia）：婴幼儿时期，因先天性角膜病变、先天性白内障、黄斑病变、视神经萎缩等病因导致一眼视力严重下降、知觉性融合功能障碍而引起的内斜视（图10-1-7）。

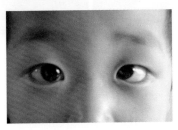

图 10-1-7 知觉性内斜视

左眼先天性视神经萎缩，视力 0.05，矫正无提高，左眼自幼逐渐向内偏斜

【诊断要点】

1. 伴单眼视力低下的内斜视。

2. 存在幼年单眼或双眼的器质性病变及形觉剥夺因素。

【治疗原则】 病因治疗，尽可能提高视力，适时手术矫正斜视。

四、非共同性内斜视（incomitant esotropia）

先天性展神经麻痹（congenital sixth nerve palsy）：常因先天性神经肌肉发育不良、缺如或产伤所致。

【诊断要点】

1. 第一眼位表现为内斜视,患眼注视时内斜度数增大。

2. 患眼外转功能障碍,严重时外转不能超过中线(图 10-1-8)。

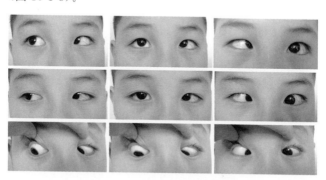

图 10-1-8 **左眼先天性展神经麻痹**

右眼注视:左眼内斜,左眼外转功能障碍,不能越过中线

3. 视远的斜视度>视近。

4. 代偿头位:面向患侧转,眼向健侧注视。

【治疗原则】 手术治疗。

第2节 外斜视

一、先天性外斜视(congenital exotropia)

【诊断要点】

1. 1岁内发病。

2. 大而恒定的外斜视(图 10-2-1)。

3. 常为轻度屈光不正。

4. 眼球运动无明显异常。

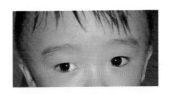

图 10-2-1　先天性外斜视

5. 需要排除是否合并全身或眼部其他异常。

【治疗原则】　2 岁左右手术治疗。

二、共同性外斜视(concomitant exotropia)

(一)间歇性外斜视(intermittent exotropia)

【诊断要点】

1. 常 2 岁后发病。

2. 常在注意力不集中、疲劳、遮盖后或看远时出现的外斜视(图 10-2-2)。

3. 外斜视出现的频率、斜视度不稳定。

4. 遇强光时喜闭一只眼。

5. 可合并屈光不正,一般无弱视。

6. 可逐渐发展为恒定外斜视。

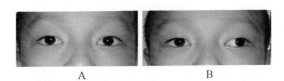

图 10-2-2　间歇性外斜视

A. 注意力集中时双眼正位;B. 遮盖一眼后患儿出现左眼向外偏斜

【治疗原则】 矫正屈光不正,定期随访视力、斜视度和双眼视功能变化。手术时机取决于斜视角大小、显性外斜视出现的频率、程度,双眼视功能是否良好,如果双眼视功能检查发现有恶化趋势,应及时手术治疗。

(二)恒定性外斜视(constant exotropia)

【诊断要点】

1. 斜视角大(一般>20°)而恒定的外斜视(图 10-2-3)。

2. 部分可由间歇性外斜视发展而来。

3. 常伴集合功能不足。

4. 交替注视一般无弱视,单眼注视常合并偏斜眼弱视。

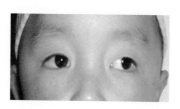

图 10-2-3 恒定性外斜视

【治疗原则】 双眼可交替注视者及时手术,存在弱视患者进行屈光矫正及弱视治疗后手术治疗。

三、继发性外斜视(secondary exotropia)

知觉性外斜视(sensory exotropia):由于屈光参差、屈光间质混浊、视神经萎缩、黄斑疾病等导致单眼视力下降、融合功能受损发生的外斜视(图 10-2-4)。

【诊断要点】

1. 单眼注视功能下降。

2. 外斜度较大,并可能逐渐增大。

3. 儿童发病者多与单眼白内障、重度弱视、角膜白斑和先天性眼底病有关。

4. 可能伴有垂直斜视和斜肌功能亢进。

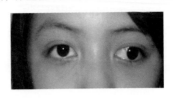

图 10-2-4　知觉性外斜视

左眼外伤、球内异物 7 年，左眼视力 0.05，矫正视力 0.2，伤后逐渐向外偏斜并伴有垂直斜视

【治疗原则】　尽可能进行病因治疗，治疗弱视。可手术矫正斜视，手术首选在斜视眼进行。

四、非共同性外斜视（incomitant exotropia）

先天性动眼神经麻痹（congenital third nerve palsy）

【诊断要点】

1. 大度数外斜视。

2. 患眼内转功能障碍，上转、下转均有不同程度的障碍（图 10-2-5）。

3. 患眼可伴有上睑下垂。

4. 当眼内肌受累时，出现瞳孔散大，对光反射消失或迟钝。

5. 动眼神经不全麻痹者可仅影响部分眼外肌功能。

【鉴别诊断】

1. 斜视导致的假性上睑下垂（图 10-2-6）。

2. 眼外肌纤维化，详见本章第 5 节。

【治疗原则】　存在屈光不正及弱视患者应先进行屈光矫正及弱视治疗，可以在学龄前行手术治疗。

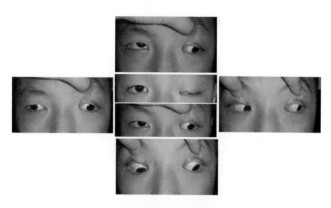

图 10-2-5　**左眼先天性动眼神经麻痹**

左眼外斜视，内转、上转、下转运动障碍，上睑下垂

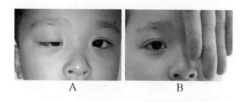

A　　　　　　　B

图 10-2-6　**斜视导致的假性上睑下垂**

　　A. 患儿垂直斜视，左眼注视，右眼为低位眼，表现出上睑下垂；B. 遮盖患儿高位眼后，低位眼注视，原上睑下垂眼的睑裂增大，眼睑位置正常

第 3 节　A-V 型斜视

　　A-V 型斜视（alphabet patterns），即 A-V 综合征，是指双眼在上、下转眼位时，其水平斜视角不等的现象，

形似"A"或"V"字母(字母尖端表示集合,开口表示分开)。

【诊断要点】

1. 上下转 25°(视远)水平斜视度相差:A 型 $\geqslant 10^\triangle$，V 型相差 $\geqslant 15^\triangle$。

2. 常伴有上、下斜肌的异常。

3. 可有代偿头位。

【分类】

1. A 型内斜视　上转时内斜度加大,下转时减小甚至无,两者相差 $\geqslant 10^\triangle$(图 10-3-1)。

2. A 型外斜视　下转时外斜度加大,上转时减小甚至无,两者相差 $\geqslant 10^\triangle$(图 10-3-2)。

3. V 型内斜视　下转时内斜度加大,上转时减小甚至无,两者相差 $\geqslant 15^\triangle$(图 10-3-3)。

4. V 型外斜视　上转时外斜度加大,下转时减小甚至无,两者相差 $\geqslant 15^\triangle$(图 10-3-4)。

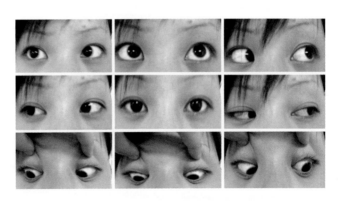

图 10-3-1　A 型内斜视

上方注视时内斜,正前方和下方正位,双眼上斜肌亢进

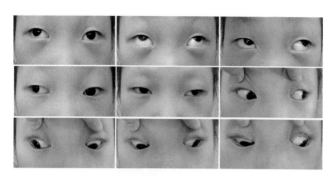

图 10-3-2　A 型外斜视

下方注视时外斜增大，双眼上斜肌亢进

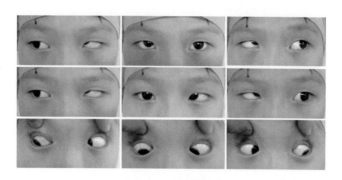

图 10-3-3　V 型内斜视

下方注视时内斜，上方接近正位，双眼上斜肌麻痹、下斜肌亢进

【治疗原则】　矫正屈光不正，治疗弱视。伴有斜肌功能障碍的患者矫正水平斜视，同时行斜肌手术；无明显斜肌功能障碍的患者可矫正水平斜视，同时行水平肌垂直移位术。

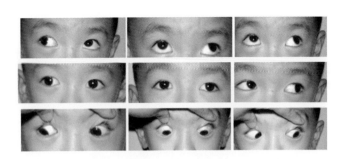

图 10-3-4 Ｖ型外斜视

上方注视时外斜增大,双眼下斜肌亢进

第 4 节 垂直旋转性斜视

先天性上斜肌麻痹(congenital superior oblique muscle palsy)是垂直旋转性斜视中最常见的疾病,是眼性斜颈的代表性疾病,单眼或双眼均可发生。

【诊断要点】

1. 出生 6 个月后发病,以歪头、眼位偏斜为主要临床表现(图 10-4-1)。

2. 眼球运动检查主要表现为患眼内上转时,下斜肌功能亢进;内下转时,上斜肌功能不足(图 10-4-2)。

3. 歪头试验(Bielschowsky 征)阳性(图 10-4-3)。

4. 眼底呈外旋位改变(图 10-4-4)。

5. 代偿头位:单侧时头向健侧偏斜,面向健侧转,下颌内收(图 10-4-1);双侧对称性上斜肌麻痹无明显代偿头位。

6. 面部呈不对称发育(图 10-4-1)。

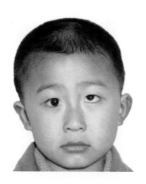

图 10-4-1 左眼上斜肌麻痹外观照

头向右肩偏，左眼向上偏斜，右侧面部发育不良

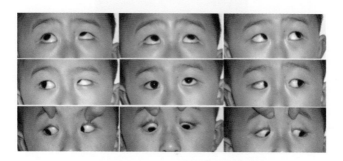

图 10-4-2 左眼上斜肌麻痹九方位图

左眼上斜肌不足，下斜肌亢进明显

【鉴别诊断】

1. 垂直分离性斜视 详见本章第 5 节。

2. 小儿肌性斜颈 出生后不久即出现，遮盖一眼后歪头无明显好转，B 超检查可见胸锁乳突肌明显增厚。

【治疗原则】 对于诊断明确，歪头明显的患儿尽早手术治疗。

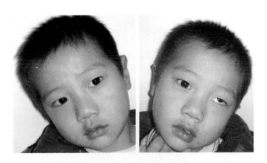

图 10-4-3 左眼上斜肌麻痹歪头试验阳性
头向左肩偏斜时左眼上偏斜度数增大

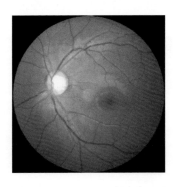

图 10-4-4 左眼上斜肌麻痹眼底呈外旋位

第 5 节 特殊类型斜视

一、垂直分离性斜视(dissociated vertical deviation, DVD)

【诊断要点】

1. 自幼发病。

2. 表现为单眼或双眼不恒定的上斜视(图 10-5-1)。

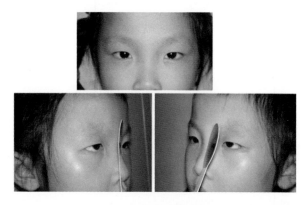

图 10-5-1　**垂直分离性斜视**

患儿前方注视基本正位,遮盖一眼后被盖眼上飘,去遮盖后缓慢回复正位

3. 疲劳、注意力分散或人为遮盖一眼时,融合力受到破坏,被盖眼上转,去除遮盖后,上转眼下转。

4. 常伴有隐性眼球震颤、旋转斜视。

5. 暗玻璃试验阳性。

6. 可伴有斜肌功能障碍或其他类型斜视。

【鉴别诊断】　表 10-5-1。

【治疗原则】

对于隐性分离性垂直偏斜,或者只有轻度上斜(≤5°),可观察;上斜>5°,影响外观,可行手术治疗。

表 10-5-1 DVD 和下斜肌功能亢进的鉴别

	DVD	下斜肌亢进
上斜视	第一眼位及内外转时均可能出现	内转位明显,外转无
上斜肌功能	可存在亢进	经常不足
A-V 综合征	可合并 A 型斜视	经常合并 V 型斜视
对侧眼上直肌假性不全麻痹	无	有
再注视时的内旋转	有	无
再注视时的扫视速度	慢	快
隐性眼震	常有	无
Bielschowsky 暗玻璃试验	常阳性	阴性
Bielschowsky 歪头试验	阴性	阳性

二、先天性眼外肌广泛纤维化综合征

先天性眼外肌广泛纤维化综合征(congenital fibrosis of extraocular muscles，CFEOM)是一种先天性眼外肌异常，由于眼外肌被纤维组织替代所导致的眼球运动限制性改变。可累及单一眼外肌，称为眼外肌纤维化；累及 3 条以上或全部眼外肌(包括提上睑肌)，称为眼外肌广泛纤维化。

【诊断要点】

1. 出生后即表现为双眼上睑下垂，双眼固定在下斜位，向上运动严重受限，水平运动有不同程度的受限(图 10-5-2A)；病变不进展。

2. 有明显代偿头位(图 10-5-2B)。

3. 被动牵拉试验阳性。

4. 常伴有弱视和双眼视功能障碍。

5. 常有家族史(图 10-5-2C)，常染色体显性遗传。

6.CT 或 MRI 表现为下直肌、内直肌、上直肌和外直肌均变薄，纤维化改变(图 10-5-2D)。

【治疗原则】 原则上不手术治疗，如果患者强烈要求改善外观，手术可以矫正下斜的眼位，期望获得原在位的正位，但不能改变眼球运动异常，术后效果难以准确预测。

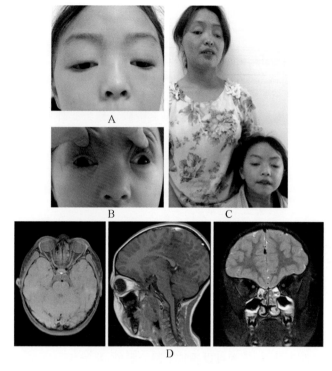

图 10-5-2　眼外肌广泛纤维化

A. 外观图示患儿双眼上睑下垂；B. 眼位图示双眼固定下斜位，其余各方向运动受限；C. 代偿头位及家族史：喜抬头视物，母亲患有同样疾病；D. MRI：下直肌、内直肌、上直肌和外直肌均变薄，纤维化改变

三、Duane 眼球后退综合征（Duane retraction syndrome）

【诊断要点】

1. 患眼外转时睑裂开大，内转时睑裂变小伴眼球后

退,并有外转或内转受限(图 10-5-3)。

2. 患眼内转时常合并眼球上射和(或)下射现象(图 10-5-3)。

3. 常有明显代偿头位(图 10-5-4)。

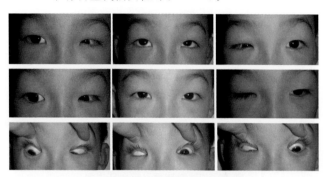

图 10-5-3 眼球后退综合征

患者双眼内转时眼球后退,睑裂变小,外转时睑裂增大,外转受限,伴有内转时眼球下射,双眼明显

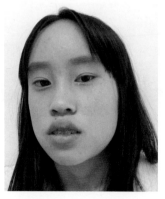

图 10-5-4 代偿头位

左眼眼球后退综合征Ⅱ型患儿,可见其面向右转

4. 多数患者保持较好的双眼单视功能,很少发生弱视。

5. 可以为双眼发病,但多数为单眼。

【分型及特征】

1. Ⅰ型　外转受限,原在位常存在内斜视(图10-5-5)。

2. Ⅱ型　内转受限,原在位常存在外斜视(图10-5-6)。

3. Ⅲ型　内、外转均受限,原在位内斜视、外斜视或正位(图10-5-7)。

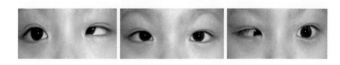

图 10-5-5　眼球后退综合征Ⅰ型

正前方正位,双眼内转时眼球后退,睑裂变小,外转时睑裂增大

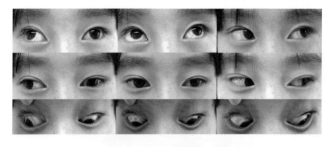

图 10-5-6　左眼眼球后退综合征Ⅱ型

左眼内转时眼球后退,眼裂变小,有轻度下射现象,内转受限,原在位为外斜

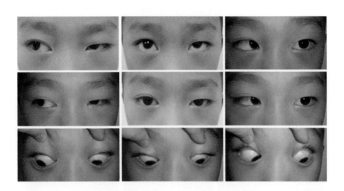

图 10-5-7　眼球后退综合征Ⅲ型

左眼内转时眼球后退，睑裂变小，外转时睑裂增大，内转、外转均受限，原在位为正位

【治疗原则】　对于原在正位者，原则上不手术。对于第一眼位有明显斜视、有显著代偿头位、内转时有上射或下射的患儿，可行手术治疗。

四、Möbius 综合征

Möbius 综合征是因先天性展神经和面神经核发育不全所致的先天性眼病。

【诊断要点】

1. 内斜视，双眼外展不能，上下转运动正常（图 10-5-8A）。

2. 眼睑闭合不全（图 10-5-8B）。

3. 双侧面瘫：鼻唇沟消失，面无表情，不能逗笑（图 10-5-8C）。

4. 可伴有其他脑神经受累及四肢、胸部和舌发育异常（图 10-5-8 D）。

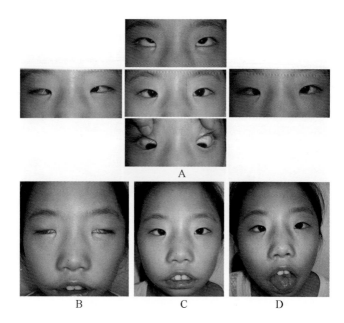

图 10-5-8　Möbius 综合征

A. 患者内斜视,双眼外展不能,上下转运动正常;B. 眼睑闭合不全;C. 双侧鼻唇沟消失,面无表情;D. 舌发育异常

【治疗原则】　对存在内斜的患者可行手术治疗。

五、上斜肌肌鞘综合征(Brown syndrome)

上斜肌肌鞘综合征是指先天性或后天性的因素限制了眼球的上转运动,使眼球在内转位时不能上转。

【诊断要点】

1. 常有隐匿的眼部外伤史、眼部手术史、鼻窦炎和类风湿关节炎等病史。

2. 受累眼内转位时上转明显受限(图 10-5-9)。

3. 原在位无明显斜视或受累眼轻度下斜视。

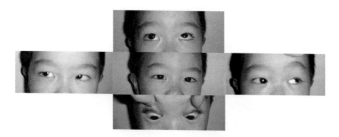

图 10-5-9 右眼上斜肌肌鞘综合征

患儿第一眼位、下方注视基本正位,右眼内转时不能上转,上方注视时出现外斜视

4. 双眼向正上方运动时表现为 Y 征。

5. 被动牵拉试验阳性,将眼球牵向内上方时有阻力。

6. 代偿头位为下颌轻度上抬和面向对侧转,但也可以无明显头位。

【治疗原则】 如第一眼位无明显斜视,有双眼视,无需手术;如第一眼位患眼下斜,代偿头位影响外观,可考虑手术治疗。后天性的需要寻找病因,治疗原发病。

第 6 节 先天性眼球震颤

眼球震颤是一种双眼的、非自主性、有节律的眼球往复摆动,有生理性和病理性眼球震颤之分。临床上最常见的为先天性眼球震颤(congenital nystagmus)。

【诊断要点】

1. 出生后 6 个月内出现。

2. 不自主的有规律的眼球摆动/跳动,常为水平眼球震颤,冲动型或钟摆型,也可以多种类型同时存在于一个患儿。

3. 冲动型常具有快相和慢相。可存在静止眼位（中间带），即眼球震颤减轻、视力提高的位置；患者静止眼位不在第一眼位者常伴有代偿头位（图10-6-1A）。

4. 视力异常：多为中度弱视，但无视物晃动。

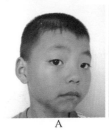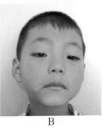

图 10-6-1　先天性特发性眼球震颤代偿头位

A. 术前代偿头位；B. 代偿头位矫正术后

【鉴别诊断】

1. 融合发育不良眼震综合征　眼震受遮盖单眼影响。经典的隐性眼震遮盖单眼后出现，并且双眼的快相均为远离被盖眼方向。

2. 眼球震颤阻滞综合征　特定内斜视中止眼震或转化为低振幅，似外展运动受限，遮盖单眼运动正常；遮盖一眼后眼球出现震颤；眼球内转时眼震减轻；三棱镜置于内斜眼前，另一眼无转动。

【治疗原则】　矫正存在的屈光不正。三棱镜治疗可减轻眼震，也可用于将静止区移至中央位置。对有明显代偿头位的可以行手术矫正异常头位、改善视功能（图10-6-1B）。

第十一章　葡萄膜炎

【概述】

1. 儿童葡萄膜炎(uveitis)发病率低,但由于儿童少有主诉,早期难以发现。

2. 儿童的眼科检查较困难,常延误诊断和治疗,以致发生青光眼、白内障、视网膜脱离等严重并发症。

3. 对于诊断葡萄膜炎的儿童需做全身检查,详细采集病史并进行系统、全面的眼部检查。了解患儿的居住情况、生活环境,还应重点询问既往有无关节疼痛、肿胀、变形的病史,有无做过相关检查如抗核抗体、类风湿因子、抗"O"及 X 线片检查等。有无口腔溃疡、皮肤红斑等病史。这些病史有助于病因的诊断。

4. 前葡萄膜炎占儿童葡萄膜炎的 30%～40%,后葡萄膜炎占儿童葡萄膜炎的 20%～50%。

5. 50%的儿童葡萄膜炎无法检查到系统性病因。

第 1 节　感染性葡萄膜炎

在感染性葡萄膜炎(infective uveitis)中,以弓形体和弓蛔虫引起的葡萄膜炎最常见。实验室检查针对病因进行体液免疫反应检测,如单纯疱疹病毒抗体、弓形体抗体、巨细胞病毒抗体等。

一、弓蛔虫病(toxocariasis)

【诊断要点】

1. 眼弓蛔虫病是一种由犬弓蛔虫引起眼部感染的寄生虫病,主要在儿童中发病。

2. 症状：患儿往往无自觉症状，是家长偶然发现其斜视、白瞳或视力下降才来就诊。

3. 体征：有陈旧性前葡萄膜炎（图 11-1-1）和玻璃体混浊。眼底表现有 3 种形式：25％为后极部脉络膜视网膜肉芽肿；50％为周边的脉络膜视网膜肉芽肿（图 11-1-2）；25％类似眼内炎。

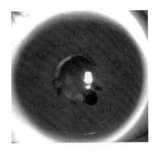

图 11-1-1　可见瞳孔区虹膜后粘连，晶状体前有白色机化膜

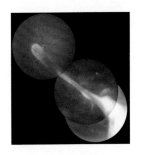

图 11-1-2　眼底见自视乳头发出的视网膜皱襞向颞侧延伸，至颞侧周边后可见白色机化肿物

4. B 超检查可发现眼弓蛔虫病的特征，即玻璃体混浊为层状幕纱样（图 11-1-3A），并且球壁肿块性隆起与玻璃体条索相连（图 11-1-3B）。

5. 眼内液 ELISA 阳性是支持眼弓蛔虫病诊断的重要依据。

【鉴别诊断】　需与家族性渗出性玻璃体视网膜病变、持续胚胎血管症、早产儿视网膜病变及感染性眼内炎鉴别。

【治疗原则】

1. 局部抗炎和全身驱虫治疗。

2. 如引起视网膜脱离的并发症,需行玻璃体切除手术。

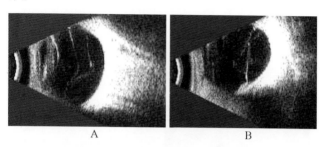

图 11-1-3 眼弓蛔虫病 B 超表现

A. 玻璃体混浊,呈幕纱状改变;B. 球壁肿块性隆起与玻璃体条索相连

二、弓形体病(toxoplasmosis)

【诊断要点】

1. 弓形体病是一种人畜共患的寄生虫病,病原体系弓形虫。

2. 眼部损害主要侵犯视网膜脉络膜,其特点是局灶性渗出性视网膜脉络膜炎,伴有视网膜坏死性病变,常侵犯后极部或黄斑区(图11-1-4)。

3. 病变常呈圆形或卵圆形,复发病变往往位于陈旧萎缩灶附近。典型的陈旧性病灶表现为边界清晰的灰白色病灶,其中央脱色素,周围有散在色素沉着。

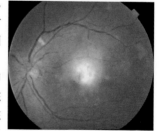

图 11-1-4 弓形体病:眼底彩照显示病变侵犯黄斑区

4. 眼弓形体病具有自限性,治疗的目的是在视网膜脉络膜炎的活动期减少损害。

【鉴别诊断】 需与其他原因引起的视网膜炎鉴别。

【治疗原则】 局部抗炎和全身驱虫治疗。

三、巨细胞病毒感染(cytomegalovirus infection)

【诊断要点】

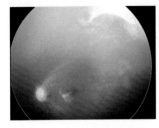

图 11-1-5 **巨细胞病毒感染患儿**

眼底可见视乳头色淡,黄斑区可见光反射,但全视网膜色泽晦暗,上方周边视网膜可见白色片状机化膜

1. 巨细胞病毒是婴幼儿先天性感染疾病中最常见的病原体,病毒可通过胎盘传染给胎儿,对胎儿的多个脏器造成损伤,引起流产、早产或死亡。

2. 巨细胞病毒感染可引起婴幼儿双眼全葡萄膜炎,治愈后视网膜可残留病变(图 11-1-5)和功能障碍。

【鉴别诊断】 需与其他病毒引起的视网膜炎鉴别。

【治疗原则】

1. 局部抗炎、扩瞳、睫状肌麻痹治疗。

2. 全身抗病毒治疗。

四、风疹病毒感染(rubella virus infection)

【诊断要点】

1. 风疹病毒感染是新生儿最常见的宫内感染之一。

2. 孕妇感染风疹后,病毒通过胎盘感染胎儿,干扰组织器官的生长发育,因此可致婴儿出生后患风疹综合征。

3. 眼部表现包括先天性白内障(图 11-1-6)、风疹性视网膜病变(图 11-1-7)。

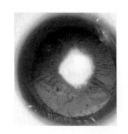

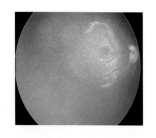

图 11-1-6　**风疹病毒感染所致核性白内障**

图 11-1-7　**风疹性视网膜病变**
全视网膜色泽晦暗，呈椒盐状色素改变，黄斑区金箔样反光

4. 全身病变包括耳聋、先天性心脏缺损和智力发育不全等异常，以及发育迟缓、骨炎、血小板减少性紫癜、肝脾肿大、溶血性贫血等非畸形后果。

【治疗原则】　对症处理先天性白内障及其他先天性异常。

第 2 节　非感染性葡萄膜炎

【诊断要点】

1. 儿童葡萄膜炎中以特发性葡萄膜炎最为常见，常呈慢性病变。

2. 能明确病因的非感染性葡萄膜炎（noninfective uveitis）中，幼年性特发性关节炎是儿童葡萄膜炎最常见的原因，其他包括强直性脊柱炎伴发的葡萄膜炎、Vogt-小柳-原田综合征、Fuch 葡萄膜炎综合征等。

3. 发病隐匿，无明显的眼红、眼痛症状，多因偶然发现视力下降或出现青光眼、白内障、角膜带状变性等并发症后就诊。

4. 体征：角膜带状变性（图 11-2-1），各种形态和大小不一的沉积物(KP)(图 11-2-2),瞳孔后粘连(图 11-2-3),并发性白内障(图 11-2-4),虹膜膨隆或前粘连,玻璃体混浊(图 11-2-5)等。

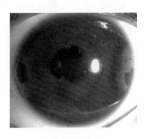

图 11-2-1　睑裂区角膜可见带状变性

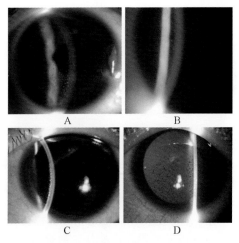

图 11-2-2　各种形态和大小的 KP

A. 角膜后尘状 KP;B. 下方角膜散在细小 KP;C. 中下方角膜大量 KP(裂隙法);D. 中下方角膜大量 KP(后照法)

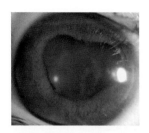

图 11-2-3　瞳孔区虹膜部分后粘连，扩瞳后呈梅花样改变

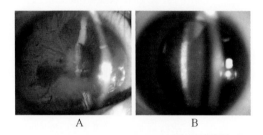

A　　　　　　　　　B

图 11-2-4　并发性白内障

A. 伴发角膜带状变性和虹膜后粘连；B. 后囊下混浊

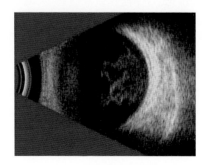

图 11-2-5　B 超显示玻璃体混浊

【治疗原则】　局部抗炎、扩瞳、睫状肌麻痹治疗，处理并发症。

第十二章　儿童眼外伤

【定义】

(1)闭合伤:眼球壁完整,但眼内结构有损害。

(2)开放伤:眼球壁的全层裂开。

(3)钝挫伤:由外界钝力导致受伤部位或远部组织的损伤。

(4)穿通伤:由锐器刺破或异物击穿导致的眼球壁全层裂开,只有一个入口。

(5)贯穿伤:锐器或异物造成眼球壁有入口和出口的损伤。

(6)破裂伤:由外界钝力导致的眼球壁全层裂开。

(7)异物伤:有异物存留于眼球表面、球内及眼附属器的损伤。

【儿童眼外伤的特点】

(1)诊断困难:常不能提供准确病史,就诊时间延迟,检查不配合。

(2)病情进展迅速,炎症反应剧烈,增殖反应严重,并发症和后遗症较多。

(3)视网膜及视神经损伤容易被忽略。

(4)伤眼的视力恢复还需屈光矫正和弱视治疗。

【治疗原则】

(1)休克和重要器官同时损伤时,首先抢救生命。

(2)化学伤和热烧伤,应分秒必争地用大量清水冲洗,至少15分钟。

(3)开放性眼外伤,需要手术缝合伤口,恢复眼球完整性。

(4)怀疑隐匿的眼球破裂伤时,需进行探查手术。

(5)对于严重的眼球破裂伤,不提倡做一期眼球摘除术。

(6)眼睑裂伤,应尽量分层对位缝合。

(7)开放性眼外伤,应注射抗破伤风血清。

(8)合理应用抗生素。

第1节　角结膜和巩膜损伤

一、结膜损伤(conjunctiva trauma)

1. 结膜裂伤　可因挫裂、撕裂或穿通伤引起,常伴结膜下出血。

2. 结膜囊异物　存留于结膜囊的异物可造成角膜上皮损伤(图 12-1-1)。

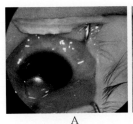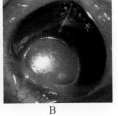

图 12-1-1　结膜囊异物

A. 结膜囊内存留的木片;B. 大片角膜上皮缺损

二、角膜损伤(cornea trauma)

1. 角膜上皮损伤　畏光、流泪、异物感、视力下降;荧光素染色可见着色。

2. 角膜异物　常见有风沙异物、铅笔芯(图 12-1-2),

少数为爆炸伤所致的多发异物。患儿常有流泪、异物感。

3. 角膜全层裂伤　常见致伤物有刀、针、玩具、棍棒等,伤后常有"热水"流出感,伴疼痛、畏光、流泪和视力障碍,查体可见角膜全层伤口,前房变浅或消失,眼内容物嵌顿(图 12-1-3,图 12-1-4)。

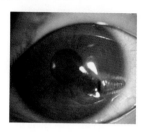

图 12-1-2　角膜异物伤

颞下方角膜板层内可见嵌入的铅笔芯断端

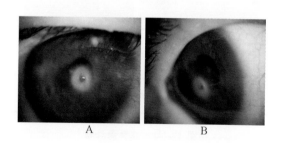

A　　　　　　　　B

图 12-1-3　陈旧的角膜穿通伤伴虹膜嵌顿

A. 正面观;B. 侧面观

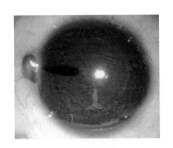

图 2-1-4 角巩膜缘穿通伤伴虹膜嵌顿

三、巩膜损伤(sclera trauma)

前部巩膜裂伤可伴葡萄膜脱出及玻璃体嵌顿,后部巩膜裂伤常有玻璃体积血、视网膜损伤,可伴随牵引性视网膜脱离。

四、眼球破裂伤(globe rupture)

【诊断要点】

1. 有明确钝挫伤史。

2. 裂口常位于角巩膜缘(图 12-1-5)或眼外肌止点处,可伴有眼内容物脱出。

3. 如为后巩膜破裂伤,则表现为视力下降,球结膜水肿和大量出血,前房加深,前房积血或玻璃体积血,低眼压甚至眼球塌陷,还可能存在眼球运动某一方向受限。

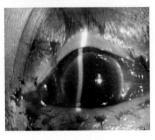

图 12-1-5 眼球破裂伤

可见角巩膜缘裂伤、色素膜脱出,伴结膜下出血和大量前房积血

第 2 节 前房损伤

一、前房积血(hyphaema)

【诊断要点】

1. 有明确钝挫伤或穿通伤史,多为虹膜血管破裂引起。

2. 少量出血者可见血性房水,较多出血时可有前房液平(图 12-2-1)。

3. 大量出血患者可见满前房积血或血凝块(图 12-2-2)。

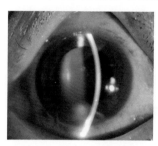

图 12-2-1 **少量前房积血**
可见下方积血液平

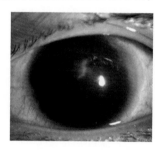

图 12-2-2 **大量前房积血**
全前房积血和血凝块

4. 视力障碍程度不一,主要取决于出血量的多少和其他眼组织损伤情况。

5. 持续高眼压和大量前房积血者会导致角膜血染(图 12-2-3)。

6. 可引起继发性青光眼。

【治疗原则】

1. 双眼包扎制动,半卧位休息,全身抗炎和止血治疗。

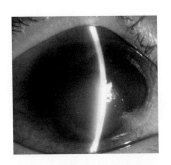

图 12-2-3　前房积血所致角膜血染

可见下方角膜基质层呈棕黄色

2. 若眼压升高,行降眼压治疗。

3. 若前房大量血凝块形成伴高眼压,可行前房冲洗术。

二、前房角损伤(anterior chamber angle trauma)

1. 常见于眼球钝挫伤。

2. 常存在房角后退(图 12-2-4,图 12-2-5)。

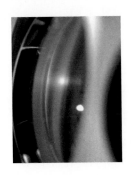

图 12-2-4　房角后退(1)

房角镜下见睫状体带明显增宽

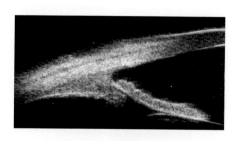

图 12-2-5　房角后退(2)

UBM 显示睫状肌撕裂,房角加宽、变深、呈圆钝状

3. 房角后退>180°,房角撕裂较深者容易发生房角后退性青光眼。

第 3 节　虹膜睫状体损伤

一、外伤性虹膜炎

外伤性虹膜炎(traumatic iritis)常见于钝挫伤。有眼痛、畏光、视物模糊等症状,检查可见前房内浮游细胞、纤维素性渗出物,角膜后 KP。

二、瞳孔损伤

瞳孔损伤常见于钝挫伤,可见色素残留于晶状体前囊,瞳孔散大,瞳孔缘可见锯齿状撕裂。

三、虹膜根部离断

虹膜根部离断(iridodialysis)常见于钝挫伤导致虹膜根部局部与睫状体分离,瞳孔常呈"D"字形(图 12-3-1)。

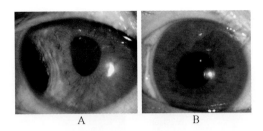

图 12-3-1　虹膜根部离断

A. 颞侧 8～10 点钟位虹膜根部离断，瞳孔呈"D"字形；B. 虹膜离断修复术后

四、睫状体脱离

睫状体脱离（ciliary body detachment）常见于钝挫伤后，有明显的低眼压，UBM 检查见睫状体和脉络膜分离（图 12-3-2）。

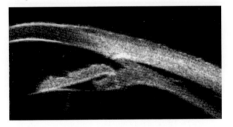

图 12-3-2　睫状体脱离

UBM 见睫状体与巩膜间可探及无回声区

第 4 节　晶状体损伤

一、外伤性白内障（traumatic cataract）

由外伤引起晶状体破裂导致，表现为视力下降、晶状

体混浊(图 12-4-1),部分患者可见晶状体囊膜破裂,皮质溢出至前房(图 12-4-2)。

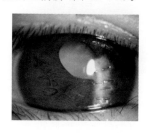 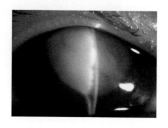

图 12-4-1　外伤性白内障(1)　　图 12-4-2　外伤性白内障(2)
　　眼球穿通伤清创缝　　　　　　可见晶状体前囊破裂,全
　　合术后,瞳孔不圆,晶状　　　混浊,部分皮质溢出至前房
　　体乳白色全混浊

二、晶状体半脱位(subluxation)

晶状体向未受损的悬韧带方向移位,裂隙灯下可见虹膜震颤和部分的晶状体赤道部。

三、晶状体全脱位

晶状体全脱位(dislacation)于玻璃体腔、前房或嵌顿于角、巩膜伤口,甚至脱出结膜下,裂隙灯下可见脱位的晶状体或在原位找不到晶状体,B超检查可发现脱入玻璃体腔内的晶状体。

第 5 节　玻璃体损伤

一、玻璃体积血(vitreous haemorrhage)

出血可来自于葡萄膜血管或视网膜血管(图 12-5-1),屈光间质清楚时直接可见,屈光间质混浊时 B超检查可明确诊断(图 12-5-2)。

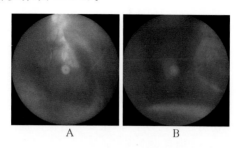

图 12-5-1　外伤性玻璃体积血

A. 少量积血(视盘下方视网膜前散在出血团块,视网膜血管清晰可见,部分遮挡);B. 大量积血(视盘周围大片视网膜前出血遮挡,未见局部视网膜血管走形)

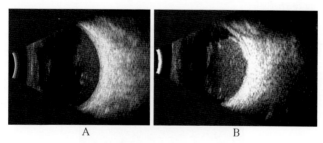

图 12-5-2　B 超显示玻璃体腔内探及均匀点状低回声,运动、后运动实验阳性

A. 少量积血占玻璃体腔容积的 1/3;B. 大量积血占玻璃体腔容积的 2/3

二、玻璃体脱位

玻璃体脱位常脱入前房或脱出巩膜伤口外。

三、玻璃体增殖性病变

玻璃体增殖性病变常见于累及视网膜的穿通伤或破

裂伤,由于玻璃体和视网膜损伤继发的纤维细胞增生,严重者可引起牵拉性视网膜脱离。

第6节 视网膜视神经损伤

一、视网膜震荡伤(commotio retinae)

钝挫伤引起的视力下降,眼底见后极部视网膜呈灰白色水肿,3~4周可完全恢复正常。

二、视网膜挫伤

由钝挫伤引起,眼底见视网膜水肿,点片状出血(图12-6-1),眼底荧光造影可见视网膜荧光渗漏,可遗留明显的视功能障碍。

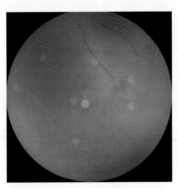

图 12-6-1 视网膜挫伤
眼底见视网膜水肿、色灰白,表面有点片状出血

三、脉络膜裂伤(traumatic choroidal rupture)

脉络膜下巩膜暴露,出现与视盘同心圆排列的垂直的白色新月形条纹图(图12-6-2)。

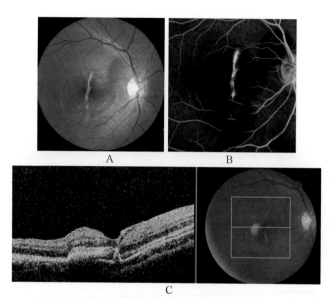

图 12-6-2 脉络膜裂伤

A. 黄斑区见与视盘同心圆排列的垂直的白色新月形条纹,可见局部裸露的白色巩膜,裂伤周围网膜下片状深层出血;B. FFA 见与视盘同心圆排列的垂直条纹呈强荧光,周围网膜下出血遮蔽荧光;C. OCT 见黄斑区中心凹下 RPE 复合带连续性中断,旁中心凹视网膜神经上皮层下条形增强反射,局限性隆起

四、黄斑裂孔(traumatic macular hole)

钝挫伤导致的黄斑变性或玻璃体牵引均可引起黄斑裂孔,眼底检查可见黄斑区中央圆形或椭圆形红色斑,眼底造影示透见荧光(图 12-6-3)。

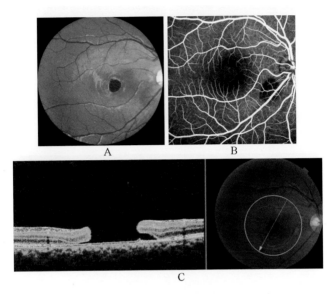

图 12-6-3　黄斑裂孔

A. 黄斑区见一 1/2PD 大小类圆形红色区,中心凹反光不见,视乳头周围视网膜深层出血;B. FFA 见黄斑区中央圆形窗样缺损,距视盘 1/2PD 颞下方可见出血遮蔽荧光;C. OCT见黄斑区视网膜反射带连续性中断,其断端上翘,与RPE 分离

五、视网膜裂孔和视网膜脱离(traumatic retinal hole and retinal detachment)

外伤可导致锯齿缘离断,也可出现玻璃体基底部的撕脱或赤道部裂孔。外伤后常伴玻璃体视网膜增殖性病变导致视网膜脱离(图 12-6-4)。

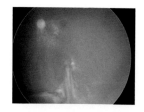

图 12-6-4　**牵引性视网膜脱离**

下方巩膜裂伤,伤及玻璃体、视网膜,后期出现牵引性视网膜脱离,可见视网膜表面玻璃体增殖机化,下方视网膜隆起

六、视神经损伤(traumatic optic neuropathy)

外伤后视力急剧下降甚至无光感,对光反射迟钝或消失,间接对光反射存在,眶内段损伤时可见视乳头水肿,管内段受损早期可无明显改变,晚期出现视神经萎缩,视觉诱发电位(VEP)见潜伏期延长和波幅降低(图 12-6-5)。

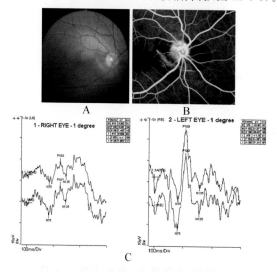

图 12-6-5　右眼外伤性视神经病变

A. 眼底见视乳头周围视网膜下积血;B. FFA 见视乳头高荧光,颞下方有弧形脉络膜裂伤,视乳头旁出血遮挡呈遮蔽荧光;C. VEP 见右眼 P100 波潜伏期延长和波幅降低,左眼正常

第7节 眼附属器损伤

一、眼睑外伤

1. 眼睑血肿 常见于眼部钝挫伤(图 12-7-1),需要排除眼球、眼眶损伤及颅底骨折。

2. 眼睑皮肤裂伤 常见撕脱伤和动物咬伤。

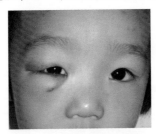

图 12-7-1 眼睑血肿
外伤后右眼睑青紫、肿胀

二、泪小管断裂伤

泪小管断裂伤常见于上下睑内侧撕裂伤,泪道冲洗不通,可探及断端(图 12-7-2)。

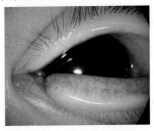

图 12-7-2 泪小管断裂伤
左眼下睑内侧皮肤裂伤,下泪小点移位,可见泪小管断端

三、眼眶外伤

1. 眼眶爆裂性骨折（orbitalblow-out fracture） 有明确外伤史，早期眶周皮肤青紫、水肿、皮下气肿，随后可出现眼球内陷，如伴肌肉嵌顿，可出现复视和眼球运动障碍（图 12-7-3）。CT 可见眶内积气、眶壁骨折、眼外肌移位。

2. 眶内异物（intraorbital foreign body） 常有异物穿通史，眶内可有因异物切割组织引起的出血、水肿及各种结构功能障碍，可引起眶蜂窝织炎、脓肿及瘘管。CT 可显示眶内金属、玻璃和塑料异物等；MRI 对植物性异物合并包裹的诊断也有一定的帮助（图 12-7-4）。

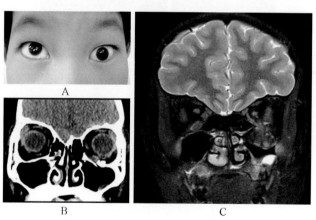

图 12-7-3 左眼眶爆裂性骨折

A. 患者外观图，左眼上转明显受限；B. 眼眶冠状位 CT 显示左眼眶下壁骨折，下直肌与骨折裂隙关系密切；C. 眼眶冠状位 MRI 显示左眼下直肌及部分眶内组织疝入上颌窦

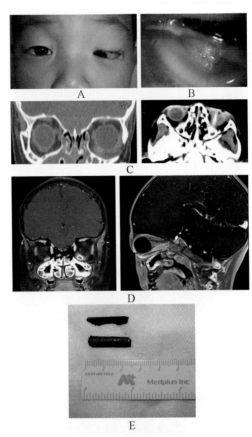

图 12-7-4　左眼眶植物性异物

A. 患儿外观图,左眼内下方固定性内斜视;B. 眼眶异物结膜囊瘘道,可见结膜囊内黄白色分泌物和肉芽增生;C. 左图为冠状位 CT,邻近左眼球 7 点钟位见眶内环状密度增高影,为异物的横断面;右图为水平位 CT,左眼眶下方条状密度增高影;D. 左图为冠状位 MRI,增强 T_1WI,左眼眶内下方见环状强化,为异物的横断面;右图为矢状位 MRI,增强 T_1WI,左眼眶下方条状无强化影像;E. 术中取出的竹质异物

第 8 节　眼内异物伤

眼内异物伤(intraocular foreign body)的诊断要点和治疗原则如下。

【诊断要点】

1. 有明确的异物穿通史。

2. 可表现为前房异物、晶体异物、玻璃体视网膜异物。

3. 眼球壁有伤口,可伴有眼压低、前房浅、房水炎性细胞、虹膜穿孔、晶状体混浊。

4. 怀疑异物时可行眼部 B 超(图 12-8-1,图 12-8-2)、CT(图 12-8-3,图 12-8-4)等进一步明确诊断。

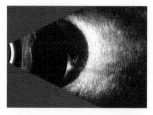

图 12-8-1　玻璃体腔异物

B 超显示左眼球玻璃体腔内不规则形强回声,后有伪影

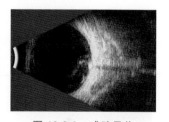

图 12-8-2　球壁异物

B 超显示左眼球壁见斑点状强回声,后有声影

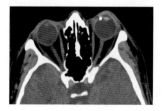

图 12-8-3　眼内异物 CT(1)

左眼晶状体鼻侧见圆形高密度影

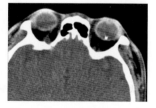

图 12-8-4　眼内异物 CT(2)

左眼球内、后部见圆形高密度影

5. 可能存在异物并发症,表现有铁质沉着症、铜质沉着症、增殖性玻璃体视网膜病变、眼内炎、白内障、继发性青光眼等。

【治疗原则】 手术取出异物,清创缝合伤口,预防感染,控制并发症。

第9节 外伤性眼内炎

外伤性眼内炎(bacterial endophthalmitis)的诊断要点和治疗原则如下。

【诊断要点】

1. 有明确的开放性外伤史。

2. 随感染发作的快慢和程度有所不同,常在伤后3~5 天发病。

3. 伤眼疼痛,视力下降。

4. 常表现为眼睑肿胀,球结膜充血、水肿,角膜水肿,前房积脓,虹膜粘连,瞳孔区黄白色反光(图 12-9-1),玻璃体混浊,可伴有视网膜脱离。

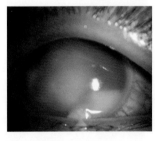

图 12-9-1　左眼眼内炎
球结膜充血,角膜混浊,前房积脓,虹膜粘连,瞳孔区黄白色反光

5. 严重时炎症波及全部眼内组织甚至浸润巩膜组织,向眼球筋膜扩散引起眼内外组织化脓,形成全眼球炎。

6. B 超见玻璃体混浊(图 12-9-2)。

【鉴别诊断】

1. 视网膜母细胞瘤。

2. 葡萄膜炎。

【治疗原则】 早期或轻症患儿,可行玻璃体腔注射抗生素治疗;重症患儿需行玻璃体切除手术,同时玻璃

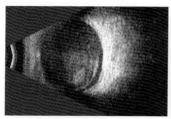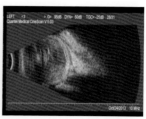

图 12-9-2　左眼眼内炎 B 超

玻璃体腔内见团块状、条状中低回声，后运动实验阴性，球壁回声增厚

体穿刺抽液行细菌学培养，术后针对敏感菌抗感染治疗。

第 10 节　眼热烧伤

眼热烧伤(thermal burn)是由高温气体、液体或固体等引起的眼部损伤。儿童多由烟花、鞭炮、开水和热油等导致。

【诊断要点】

1. 明确的热烧伤病史。

2. 皮肤、结膜、角膜不同程度的烧伤，可伴有睫毛、眉发焦痂(图 12-10-1，图 12-10-2)。

3. 晚期瘢痕组织增生引起睑内外翻(图 12-10-3)、睑球粘连、假性胬肉(图 12-10-4，图 12-10-5)及角膜瘢痕(图 12-10-6)等。

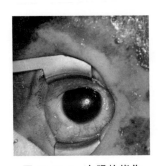

图 12-10-1　右眼热烧伤
　　右眼睑皮肤焦痂,睫毛烧焦,结膜充血,角膜轻度水肿,颞侧角膜缘缺血<1/4

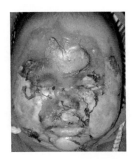

图 12-10-2　双眼睑皮肤及面部热烧伤(皮肤 Ⅱ 度热烧伤)

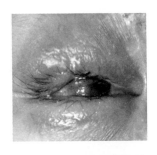

图 12-10-3　右眼热烧伤后
　　上下睑皮肤仍有充血水肿、轻度内翻,角膜表面广泛新生血管,球结膜充血

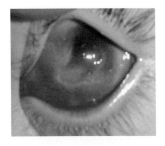

图 12-10-4　左眼热烧伤后晚期表现
　　鼻侧下方假性翼状胬肉形成,新生血管长入角膜

【治疗原则】
1. 急救原则　远离现场,争分夺秒,就地取材,彻底冲洗。
2. 眼睑烧伤应按皮肤烧伤原则进行　早期干燥清

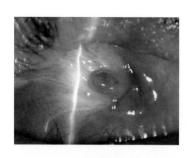

图 12-10-5　左眼烟花烧伤后晚期表现
眼睑内翻,睑球粘连,广泛假
性翼状胬肉覆盖全角膜

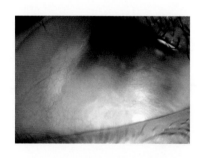

图 12-10-6　左眼热烧伤后晚期表现
角膜白斑及新生血管

洁创面,预防感染,晚期防治眼睑闭合不全及眼睑畸形。

　　3. 结膜和角膜烧伤　清除异物和坏死组织,预防感染、促进创面愈合、减轻眼内炎症反应。严重烧伤者可采用羊膜移植或板层角膜移植。